AF296454

ÉTUDE

SUR LA

TRÉPANATION DE L'OS ILIAQUE

APPLIQUÉE AU TRAITEMENT DE CERTAINES

LÉSIONS DE LA FOSSE ILIAQUE INTERNE

PAR

Georges-Théodore WEISS

Docteur en médecine de la Faculté de Paris.
Ancien interne en médecine et en chirurgie des hôpitaux de Paris,
(Méd. de bronze de l'Assistance publique, concours de 1879),
Membre de la Société clinique.

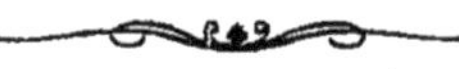

PARIS

A. PARENT, IMPRIMEUR DE LA FACULTÉ DE MÉDECINE
29-31, RUE MONSIEUR-LE-PRINCE, 29-31
1880

ÉTUDE

SUR LA

TRÉPANATION DE L'OS ILIAQUE

APPLIQUÉE AU TRAITEMENT DE CERTAINES

LÉSIONS DE LA FOSSE ILIAQUE INTERNE

PAR

Georges–Théodore WEISS

Docteur en médecine de la Faculté de Paris.
Ancien interne en médecine et en chirurgie des hôpitaux de Paris,
(Méd. de bronze de l'Assistance publique, concours de 1879),
Membre de la Société clinique.

PARIS

A. PARENT, IMPRIMEUR DE LA FACULTÉ DE MÉDECINE
29-31, RUE MONSIEUR-LE-PRINCE, 29-31
1880

ÉTUDE

SUR LA TRÉPANATION DE L'OS ILIAQUE

APPLIQUÉE AU TRAITEMENT DE CERTAINES LÉSIONS

DE LA FOSSE ILIAQUE INTERNE

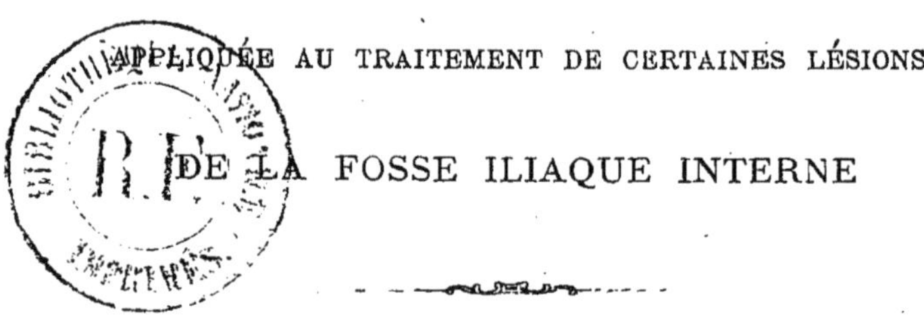

AVANT-PROPOS.

Ayant eu l'occasion d'observer, dans le service de notre excellent maître M. le professeur Verneuil, deux cas de trépanation de l'os des iles pratiquée pour des lésions de la fosse iliaque interne, nous avons pensé qu'il ne serait pas inutile de réunir dans un même travail les quelques faits analogues qu'il nous serait possible de recueillir, et d'en faire l'objet de notre thèse inaugurale. Ces faits sont loin d'être fréquents et nous n'avons pu, malheureusement, en réunir qu'un très petit nombre.

A la vérité, si nous avions compris dans le cadre de notre étude tous les cas de trépanation de l'os iliaque, les documents ne nous eussent pas fait défaut; mais, d'après le plan que nous nous étions tracé, nous avons dû exclure de notre travail les résections pratiquées exclusivement dans le but d'enlever une portion d'os carié ou nécrosé. Les extractions simples d'esquilles, sans opération préalable, ne rentrent pas davantage dans notre sujet et nous n'avons en vue que les cas où la trépanation a été appliquée au traitement de certaines lésions de la fosse illiaque interne, compliquées ou non d'une altération osseuse. Ce qui caractérise les faits qui doivent nous occuper, c'est qu'on peut y considérer la trépanation comme une opération préliminaire, destinée à donner accès vers la cavité du grand bassin.

Envisagé de cette façon, notre sujet paraîtra peut-être un peu restreint ; mais il n'en comporte pas moins des considérations intéressantes au point de vue du manuel et en même temps des indications opératoires.

D'ailleurs, les faits sont loin de présenter une aussi grande simplicité qu'on pourrait le croire au premier abord ; si, en effet, on se reporte aux observations consignées dans ce travail, on remarque que la trépanation de l'ilion a été pratiquée, tantôt pour des abcès de la fosse iliaque interne, tantôt pour des lésions traumatiques de cette région compliquées de la présence de corps étrangers. Tout en offrant une certaine analogie, ces deux ordres de faits gagnent à être étudiés séparément. Aussi avonsnous dû diviser notre travail en deux parties, et consacrer un chapitre à chacun d'eux. Nous avons intitulé notre thèse : *De la trépanation de l'os iliaque dans certaines lésions de la fosse iliaque interne*, titre qui comprend la généralité des faits que nous venons d'énoncer.

Nous ferons précéder notre étude d'un aperçu historique qui sera nécessairement fort court, vu qu'il n'existe que des observations éparses dans la science et qu'aucun travail d'ensemble n'a été publié sur le sujet qui nous occupe.

En terminant cette introduction, qu'il nous soit permis d'adresser ici nos remerciements à notre excellent maître, M. le professeur Verneuil, qui nous a inspiré l'idée première de ce travail et dont les conseils bienveillants ne nous ont pas fait défaut. Si l'on trouve quelques bonnes idées dans notre thèse, c'est à lui que nous les devons.

HISTORIQUE.

La première observation bien authentique de trépanation de l'os iliaque, pratiquée pour une lésion de la fosse iliaque interne, se trouve dans les Mémoires de l'Académie royale de chirurgie, où il est raconté que Boucher (de la Flèche) fit cette opération pour un abcès siégeant entre le muscle iliaque et l'os des iles.

Cependant, déjà avant ce chirurgien, Ledran (1) pratiquait la même opération, dans un autre but, il est vrai, celui d'extraire un projectile de la cavité du bassin, car il donne dans son travail les préceptes suivants :

« Si la balle, ayant percé l'os, n'avait pas pénétré bien avant dans le bassin, et qu'elle fût arrêtée dans le tissu cellulaire du péritoine ou bien dans la face interne de cet os, entre lui et les muscles qui le tapissent intérieurement; enfin, si elle n'était pas loin, ce qu'il est quelquefois possible de sentir avec le doigt ou la sonde, il faut, pour l'ôter, agrandir l'ouverture de l'os, soit avec le trépan exfoliatif, soit avec la gouge, soit avec les tenailles incisives. »

D'autre part, Boucher avait été encouragé dans sa tentative par l'exemple de ses devanciers, entre autres de Lamartinière, qui avait trépané le sternum avec le plus grand succès; mais ce n'en est pas moins à lui que revient le mérite d'avoir le premier pratiqué cette opération d'après des indications nouvelles qu'il avait su saisir et

______
(1) Réflexions tirées de la pratique des armes à feu. Paris, 1737.

d'avoir ainsi sauvé un malade gravement compromis.

La conduite de Boucher ne paraît pas avoir trouvé d'imitateurs parmi les chirurgiens de la fin du siècle dernier et du commencement de celui-ci, car ils s'occupent exclusivement de la trépanation dans les lésions traumatiques, accompagnées ou non de suppuration profonde.

Manné (1) s'exprime ainsi : « S'il y avait fracture avec esquilles à l'os ilium, on ferait les incisions nécessaires, pour relever les pièces enfoncées et extraire celles qui sont détachées ; s'il y en avait qui ne pussent être relevées avec des élévatoires ou des pinces, on trépanerait la partie voisine, pour avoir la facilité de les relever et d'extraire les corps étrangers. On est aussi quelquefois obligé de trépaner, pour donner issue au pus d'un abcès formé entre l'os et le muscle iliaque. »

Percy (2) énonce dans son ouvrage une opinion analogue.

D'autre part Baudens (3), tout en reconnaissant les avantages de la trépanation de l'os iliaque, la rejette dans certains cas déterminés :

« Les balles enchatonnées dans l'épaisseur des os du bassin offrent parfois si peu de résistance, qu'elles tomberaient inévitablement dans la cavité-pelvienne, pour peu que les tentatives d'extraction nécessitassent des efforts. Il faudrait alors faire agir le tire-fond obliquement à leur surface, et peut-être même le rejeter pour recourir au trépan. Ce moyen est également conseillé pour retirer les balles profondément engagées et dont la présence ferait redouter la formation d'abcès ou de fusées purulentes funestes. Cette perte de substance osseuse aurait le double avantage d'ouvrir une voie facile à la suppuration et de

(1) Traité élémentaire des maladies des os, p. 186. Toulon, 1789.
(2) Manuel du chirurgien d'armée, 1792, p. 139.
(3) Clinique des plaies d'armes à feu. Paris, 1836, p. 398.

préparer les voies à la guérison. » Dans une circonstance, où la balle s'était logée dans l'épaisseur du psoas en traversant l'os des iles, Baudens a préféré rechercher le projectile par un autre chemin et ouvrir l'abdomen par une incision courbe, faite dans le pli de l'aine, comme pour la ligature de l'artère hypogastrique.

Les chirurgiens militaires contemporains ont continué à mettre en usage ces divers préceptes, et c'est ainsi que les guerres des dernières années nous fournissent un certain nombre d'exemples où la trépanation de l'os iliaque a été pratiquée, avec des succès divers, pour extraire des corps étrangers de la fosse iliaque interne.

Mais, en somme, à part ces faits concernant des plaies de guerre, la trépanation qui nous occupe paraît avoir été absolument rejetée du traitement des abcès de la fosse iliaque, et c'est ainsi que dans le travail le plus récent sur ce sujet, l'article Iliaque du Dictionnaire de médecine et de chirurgie pratiques, on ne cite que pour mémoire le procédé de Boucher, et on ne lui reconnaît plus d'application depuis l'emploi du drainage et des lavages antiseptiques.

Nous aurons à apprécier plus loin ce point particulier de thérapeutique chirurgicale ; mais sans anticiper sur nos conclusions, nous pouvons dire dès à présent que cette opinion est, à notre avis, trop exclusive, et que, sans vouloir généraliser la méthode, la trépanation constitue cependant dans certaines circonstances le traitement le plus rationnel, et parfois même le seul qui puisse amener une guérison radicale.

PREMIÈRE PARTIE.

De la trépanation dans certaines lésions traumatiques de la fosse iliaque interne.

Le sujet qui nous occupe étant une question de thérapeutique chirurgicale pure, nous devons forcément négliger le côté clinique de nos observations et nous contenter de rechercher les indications diverses qui ont décidé les chirurgiens à intervenir par la trépanation, en même temps que le manuel opératoire qu'ils ont mis en œuvre.

Nous allons passer en revue successivement ces deux derniers points, en commençant, bien entendu, par l'étude des indications opératoires, qui comprend elle-même la recherche de plusieurs questions secondaires.

PREMIER CHAPITRE.

INDICATIONS OPÉRATOIRES.

En analysant les différents faits que nous avons réunis, on remarque que ce qui a motivé, dans tous les cas, l'intervention du chirurgien, c'est la présence d'un corps étranger, ayant pénétré dans la fosse iliaque interne, soit que, venant du dehors, il ait traversé les parois osseuses du grand bassin, soit qu'il ait été détaché de l'os lui-même par l'effet de la force vulnérante. Nos diverses observations ont donc toutes trait à des fractures compliquées de l'ilion résultant de coups de feu, et aggravées par la présence dans les parties sous-jacentes à l'os d'esquilles ou de projectiles de nature diverse. On peut dès à présent en juger par les deux faits suivants :

Obs. I. — Mittheilungen uber die in den Militair lazarethen der Stadt Schleswig, wahrend des danischen Feldzuges vorgenommenen wichtigeren operationen de Lauer, in Schmidt's Iahrbücher, année 1849.

Une balle avait pénétré perpendiculairement dans l'os iliaque gauche, à quatre travers de doigt de l'épine et à un travers de doigt de la crête. On sentait profondément des esquilles osseuses et avec la sonde on arrivait à travers le trajet jusqu'au muscle iliaqne interne. La balle était restée dans la plaie, mais il était impossible de la trouver. Deux mois après la blessure, on régularise le canal osseux avec une tréphine, ce qui fut fait sans accidents, l'artère circonflexe étant hors de portée. Après l'opération on put facilement introduire le doigt et extraire des esquilles grosses et petites, qui avaient pénétré en partie dans le muscle iliaque interne. Mais la balle, qui sans doute avait pénétré dans le diploë des os voisins, ne put être retrouvée. Sept semaines après le blessé était parfaitement guéri.

Obs. II. — A. Otis. The medical and surgical history of the war of the rebellion, Washington, 1876, vol. II, p. 231, cas 676 (Tripler).

Le capitaine Baxford fut blessé à la bataille de Gettysbourg, par une balle conique, qui pénétra dans la cavité du bassin près de l'épine iliaque antéro-inférieure et sortit en arrière au-dessus de l'échancrure sciatique, un peu en avant de la symphyse sacro-iliaque pour se loger dans le muscle grand fessier, d'où elle fut extraite quelques jours après. L'état général du patient se maintint assez bon, mais la plaie ne présentait aucune tendance à guérir. A la fin, on reconnut la présence d'esquilles, au niveau de l'orifice postérieur de l'os, dans la cavité même du bassin, et on se décida à les extraire. Après chloroformisation, on mit à nu les portions lésées de l'ilion, on enleva les esquilles, après avoir élargi avec le trépan le trou de sortie de la balle et on put explorer avec le doigt la cavité du bassin, où l'on ne constata plus aucun corps étranger. Néanmoins, quelque temps après, un débris de pantalon et une esquille sortirent encore par la plaie. L'opération n'avait du reste eu aucune influence sur l'état général du malade.

Quelques mois après, on constatait une atrophie de la fesse correspondante avec une infirmité presque complète. La plaie n'était pas encore fermée.

Le siège de ces divers corps étrangers est fort variable et loin d'être toujours en rapport immédiat avec la plaie extérieure.

Celle-ci se trouve, dans la moitié de nos observations (7 fois sur 12), au niveau ou au pourtour de l'épine iliaque antéro-supérieure, ce qu'explique suffisamment l'attitude habituelle des combattants. Dans quatre autres cas, c'est au niveau du corps de l'ilion même que se trouve l'orifice d'entrée du projectile ; dans le dernier le siège n'en est pas déterminé d'une façon précise.

Quant au corps étranger lui-même, on le découvre le plus souvent dans le psoas iliaque, à des hauteurs différentes et fréquemment au niveau de la symphyse sacro-iliaque, en raison même de la direction imprimée à l'agent vulnérant et de la position du blessé au moment de l'accident. Dans certains cas, il est à moitié enclavé dans la substance osseuse et fait en partie saillie dans le muscle sous-jacent. Theden (1) et Sédillot (2) rapportent des cas de ce genre.

En voici un nouvel exemple :

Obs. III. — Otis, loco citato, vol. II, p. 232, cas 678.

Le colonel Warner, blessé à Antietam le 17 septembre 1862, par une balle, qui le frappa à un pouce en arrière de l'épine iliaque

(1) Theden (Neue Bermerkungen und Erfahrungen zur Bereicherung der Wundarzeneykunst. Berlin, 1782, B. II, S. 49).
(2) Sédillot. Médecine opératoire, vol. I.

antéro-supérieure du côté droit. Le projectile avait traversé l'os obliquement et était hors de portée du doigt ou de la sonde.

Diverses autres explorations demeurèrent encore infructueuses; mais le blessé présentant à chaque instant des abcès et souffrant de douleurs extrêmement vives, le chirurgien Brinton se décida à intervenir. Il fit une incision sur la face externe de l'ilium et mit à découvert le trou d'entrée de la balle, qu'il élargit avec la gouge et le maillet; il découvrit alors la balle au niveau de la symphyse sacro-iliaque, où elle était fixée dans le tissu spongieux de l'os. Après de grands efforts, elle fut extraite à l'aide d'une forte pince. L'opération avait duré près de trois heures. Une inflammation assez intense en fut la conséquence, mais la douleur locale ne tarda pas à se calmer, et peu de semaines après la plaie montrait une tendance à se cicatriser. Quelques mois après, ce blessé était entièrement guéri; mais la plaie se rouvrit encore plusieurs fois, par suite d'abcès provoqués par une exfoliation de l'os. Néanmoins, il put reprendre son commandement, tout en présentant encore quelques accidents, jusqu'en 1866, époque à laquelle il n'éprouvait plus que des douleurs rares, survenant par le temps brumeux.

Parfois le siège d'un projectile peut être déterminé de la façon la plus exacte, à la suite d'explorations guidées par les connaissances anatomiques. C'est ce dont témoigne le fait suivant :

Obs. IV. — Otis, loco citato, vol. II, p. 231, cas 674.

Le caporal A. Knoth, 44° régiment illinois, âgé de 26 ans, ayant été blesssé par une balle conique à Allanda, le 6 août 1864, fut admis à l'ambulance de la 22° division du 4° corps. La balle avait traversé l'ilion du côté droit à un pouce et demi en arrière de l'épine iliaque antéro-supérieure et à un pouce environ de la crête iliaque; elle était restée dans la plaie; quelque temps après, cet homme se trouvait à l'hôpital de Madiscri, quand son chirurgien, le Dr Rauch, découvrit la balle, à l'aide du procédé de Nélaton. Elle était placée au-dessous du grand psoas en arrière de la ligne iléo-pectinée, près de l'articulation sacro-iliaque et de l'artère iliaqne externe. En février 1865, le patient fut chloroformé, une incision cruciale, au niveau de la fistule

extérieure, fut pratiquée sur la face externe de l'ilion et conduite jusqu'à l'os. Une ouverture fut faite avec la tréphine et élargie avec le
ciseau, sur une longueur d'un pouce et demi. Après des recherches
répétées, la balle fut extraite et la plaie laissée ouverte. Des applica-
tions froides y furent faites, et en mars de la même année cet homme
était dans un état satisfaisant; cependant il est resté infirme de son
membre inférieur. En janvier 1870, il a été revu; la plaie s'était
rouverte en 1869, ce qui l'avait obligé à passer quelques mois à l'hôpital. La plaie s'est de nouveau refermée.

Mais il s'en faut de beaucoup que la situation du corps
étranger soit toujours reconnue d'une façon aussi mathé-
matique; et même, dans la plupart de nos cas, elle n'a pu
être établie que pendant l'opération. Aussi cette considération du siège des corps étrangers ne joue-t-elle qu'un
rôle accessoire dans la détermination des chirurgiens, et le
plus souvent ce sont des indications différentes qui ont
motivé l'intervention opératoire.

Quelles sont donc ces indications?

Dans une première série de faits (par application de ce
principe qu'il faut extraire les projectiles) l'opération a été
pratiquée dès les premiers jours de la blessure, dans le but
unique de retirer le corps étranger, dont on avait pu déterminer exactement la position. Theden (1), Sedillot (2),
Després (3) rapportent des cas de ce genre.

En voici un autre exemple, qui manque malheureusement de détails sur plus d'un point :

Obs. V. — Otis, loco citato, vol. II, p. 232, cas 680.

Stichler, 18 ans, blessé à Deep Bottom, le 14 août 1864, par une balle
conique, qui avait traversé l'ilium du côté droit et s'était logée dans

(1) Loco citato.
(2) Loco citato.
(3) Després. Article Ihaque, Dict. méd. et chir. pratiques.

la fosse iliaque correspondante. Cinq jours après, le Dr Moseley fit
l'extraction de la balle, en élargissant la voie osseuse, aux dépens de
la crête iliaque. Le 30 septembre, il put sortir de l'hôpital, mais il
était atteint d'infirmité relative.

Partout ailleurs l'opération a été pratiquée tardivement,
et après un laps de temps variant entre deux mois et trois
ans, généralement au bout de six mois.

La persistance de trajets fistuleux, l'abondance de la
suppuration, l'altération de l'état général, tels sont les
principaux accidents qui ont décidé les chirurgiens à
tenter l'extraction des corps étrangers. Quelquefois l'existence d'un projectile dans le psoas provoque des douleurs
extrêmement vives, ou une attitude vicieuse du membre
inférieure et ce sont ces considérations qui déterminent
le chirurgien à intervenir.

Voici quelques observations à l'appui de ce que nous
venons de dire :

OBS. VI (1).

Demary, engagé volontaire pendant la guerre de 1870, âgé de 22 ans,
est blessé le 30 août à Beaumont. Une balle le frappe à la hanche
gauche un peu au-dessous et en arrière de l'épine iliaque antéro-supérieure. Transporté à l'hôpital de Stenay, ce jeune homme y resta
jusqu'en avril 1871. Les chirurgiens allemands, qui occupaient alors
cet hôpital, firent diverses tentatives pour extraire le projectile, et ne
le trouvant pas, en conclurent qu'il n'était plus dans la blessure. En
avril 1871, il rejoint son régiment ; un orifice fistuleux livrait passage
à un écoulement considérable de pus et le membre était immobilisé
par la douleur dans une demi-flexion.

Au mois d'octobre 1872, ce jeune homme entrait à la maison de
santé Dubois, dans le service de M. Demarquay, que remplaçait

____

(1) Le début de cette observation a été publié par M. Le Dentu in *France
médicale*, mars 1873. La fin nous a été communiquée par M. Elie Pecaut,
élève de M. Després.

alors **M.** Le Dentu. Il portait encore à la partie interne de la fesse gauche un trajet fistuleux dirigé un peu obliquement en bas et en dedans. Le stylet allait buter dans la profondeur sur un point de l'os iliaque qui n'était pas dénudé et ne pouvait être introduit plus en avant. Un pus séreux s'écoulait constamment par l'orifice, dont les bords étaient fortement indurés. Le malade ne souffrait guère, mais ce qui le gênait surtout, c'était l'attitude vicieuse dans laquelle le membre s'était placé depuis longtemps déjà. Fléchie à angle droit sur le bassin et un peu dans la rotation en dedans, la cuisse ne se prêtait plus à aucun mouvement volontaire, ni communiqué. Depuis plusieurs mois déjà, la marche était devenue impossible autrement qu'avec des béquilles; quant à la balle, cause de tous ces désordres, il était impossible de savoir si elle était encore dans la plaie. L'étude des symptômes ne fournissait à cet égard que des notions fort incomplètes. Sans doute la rétraction de la cuisse sur le bassin et la persistance de la suppuration permettaient de supposer que le projectile était logé dans l'épaisseur de l'os iliaque ou à sa face interne, mais tous les symptômes pouvaient aussi bien s'expliquer par l'hypothèse d'une légion osseuse, ostéite ou nécrose, qui aurait déterminé un certain dégré de myosite du muscle iliaque. Dans le doute, M. Le Dentu se décida à intervenir, persuadé qu'il était des avantages que le malade retirerait d'un diagnostic plus précis. Le malade étant chloroformé, il introduisit un stylet dans le trajet fistuleux en allant jusqu'à l'os, et sur ce stylet, comme conducteur, il pratiqua une incision courbe de 8 centimètres parallèle à la crête iliaque, ce qui lui permit d'arriver facilement sur l'os iliaque. Il le trouva sain et recouvert d'une membrane pyogénique lisse et fine, qui s'enfonçait en infundibulum dans un autre trajet intra-osseux, oblique, long de 4 à 5 centimètres et dans lequel les instruments explorateurs n'avaient pas encore pénétré. En aucun de ces divers points il n'y avait de dénudation osseuse, ce qui excluait l'idée d'une nécrose. La persistance de la suppuration ne pouvait plus s'expliquer par une altération de l'os iliaque et il fallut bien l'attribuer à la présence du projectile dans la fosse iliaque interne, au-dessus ou au milieu du muscle iliaque. Séance tenante M. Le Dentu résolut de l'y aller chercher.

L'incision antérieure fut agrandie de 7 centimètres, ce qui permit de découvrir largement l'orifice interne du trajet intra-osseux. Au moyen de la gouge et du maillet d'abord, du trépan ensuite, il convertit la fistule, qui n'admettait qu'une grosse sonde cannelée, en une

large voie par laquelle l'index arriva sans trop de peine jusque sur
la face profonde du muscle iliaque ; mais on ne sentait pas encore le
projectile, dont on croyait la présence certaine en ce point. M. Le
Dentu en conclut qu'il devait être dans l'épaisseur même du muscle
et qu'il ne fallait pas pour cela renoncer à l'atteindre. Après avoir
fait glisser une sonde cannelée sur l'index de la main gauche resté
en place, il déchira avec la pointe de l'instrument la première couche
de fibres musculaires et il crut sentir que cette pointe imprimait
quelques mouvements à un corps mobile, qui se dérobait en raison
de sa forme au contact de l'instrument. En réalité toutes ces sensa-
tions n'avaient qu'une demi-netteté. Voulant être fixé à tout prix, il
introduisit un tuyau de pipe dans la plaie et ramena une empreinte
de plomb, ce qui dissipa tous ses doutes relatifs à la présence d'une
balle. L'extraction présenta de grandes difficultés ; ni les tire-balles,
ni les pinces n'avaient de prise sur les contours ronds du corps
étranger. M. Le Dentu arriva cependant à le déplacer, en inclinant le
blessé sur le côté gauche et en frappant violemment avec la main sur
l'os iliaque droit. Peu à peu la balle tomba vers l'orifice profond du
trajet et on put alors introduire entre elle et le muscle l'extrémité
d'une sonde cannelée, recourbée sur elle-même en forme de crochet,
et au moyen de petits mouvements de levier amener lentement la
balle à portée de la vue et des instruments dont on s'était jusque-là
servi fort infructueusement.

Le projectile n'était nullement déformé, bien qu'il eût traversé l'os
iliaque de part en part, particularité que la nature spongieuse de cet
os rend aisé à comprendre. Un pansement ouaté fut appliqué et laissé
une quinzaine de jours sur cette énorme plaie où la suppuration ne
tarda pas à se produire. La circonstance la plus intéressante qui
signala la convalescence fut l'allongement lent et graduel de la cuisse,
qui passa ainsi en peu de temps de la flexion à l'extension la plus
complète. Ce résultat même isolé justifierait amplement l'opération
pénible et quelque peu périlleuse pratiquée par M. Le Dentu, et en
tous cas il permet d'affirmer que c'est plus à la contracture du muscle iliaque qu'à de la myosite proprement dite qu'il faut attribuer la
flexion permanente de la cuisse sur le bassin. Du reste, pendant l'opération même, les instruments revenaient souvent chargés de fibres
musculaires absolument intactes et non altérées par l'inflammation.

La guérison ne fut entravée par aucune complication et au bout de
trois mois le malade quittait la maison de santé avec l'usage presque
complet de sa jambe. M. Le Dentu ayant perdu ce malade de vue par

le retour de M. Demarquay, ne saurait dire s'il persistait un orifice fistuleux.

Quoi qu'il en soit, pendant les années qui suivirent, ce malade, tout en se trouvant dans un état bien plus satisfaisant qu'avant l'opération, présenta à plusieurs reprises des poussées d'ostéite, qui aboutirent à des abcès, ainsi qu'on les observe si fréquemment à la suites des plaies par armes à feu. En 1876, ces poussées inflammatoires périodiques avaient considérablement affaibli ce malade, dont la cuisse avait repris son attitude primitive; ce qui l'avait forcé de renoncer à son travail. Malgré deux opérations nouvelles, pratiquées l'une par M. Cruveilhier, l'autre par M. Sée (qui fit une incision au niveau de l'aine), son état ne fit qu'empirer les années suivantes et au mois de janvier 1878 il se décida à entrer dans le service de M. Després à l'hôpital Cochin, qui fit d'abord un drainage des parties molles, ce qui amena la disparition de l'engorgement périphérique et une diminution des douleurs.

L'amélioration n'étant pas jugée suffisante, M. Després se décida, le 6 juillet 1878 à pratiquer le drainage de l'os iliaque.

Cinq jours avant une incision parallèle au pli de l'aine avait été faite vers le tiers interne de cette ligne pour évacuer un abcès de cette région.

Voici comment fut conduite cette opération.

Une incision pratiquée au niveau du trajet fistuleux primitif permet d'arriver sur l'os iliaque et d'y appliquer une couronne de trépan. L'intention de M. Després était de décoller le muscle iliaque et de glisser un drain entre ce muscle et l'os, pour le faire ressortir par l'incision-sus-mentionnée. A cet effet, l'index, introduit par l'orifice de trépanation, chercha à décoller le muscle dans toute l'étendue possible, mais il restait encore un long espace à franchir, pour joindre l'incision crurale. Vainement à l'aide d'instruments variés M. Després essaya de le parcourir, et il dut y renoncer et remettre à un autre jour l'exécution de son projet.

Un mois après, il recommença l'opération en partant cette fois de l'incision du plis de l'aine, décolla le muscle iliaque de bas en haut, en cheminant dans la fosse iliaque interne, et à l'aide d'un long perforateur il parvint à trouver l'os obliquement, de façon à retomber dans le trou de la trépanation primitive. Il obtenait ainsi, non seulement le drainage de la fosse iliaque interne, mais le drainage osseux lui-même, le drain cheminant obliquement au travers de l'ilion.

l'opération fut absolument couronnée de succès et aucune complication ne vint entraver la convalescence. Les douleurs cessèrent ; la flexion de la cuisse sur le bassin disparut peu à peu. Les deux orifices livrèrent passage pendant assez longtemps à une quantité considérable de pus, mêlé de petits séquestres. Mais dès le 3 août, l'opéré, qui commençait à marcher, pouvait quitter l'hopital.

Depuis ce moment sa santé est redevenue très bonne, aucune nouvelle poussée inflamatoire n'est survenue.

Au mois de juin 1879, il boitait encore légèrement et gardait, par mesure de précaution, son drain, qui ne donne plus issue qu'à une qnantité insignifiante de pus ; localement, on ne constate plus ni gonflement, ni douleur, et tout fait espérer une guérison radicale et définitive.

Obs. VII. — Vaslin, th. Paris, 1871, p. 100. Balle incluse dans l'os iliaque droit, près de son épine postéro-supérieure (de M. le Dr Léon Labbé).

Durmard (Emile), soldat, âgé de 30 ans, a été blessé le 2 décembre 1870 près d'Orléans. Il est entré dans le service de M. Labbé, à l'hôpital Saint-Antoine, à Paris, le 23 mars 1871. Il y avait donc plus de trois mois que ce soldat avait sa blessure, quand il a été observé pour la première fois à Saint-Antoine. Il était fatigué, amaigri, et portait au bord postérieur de la face externe de l'os iliaque droit, près l'épine iliaque postéro-supérieure, l'orifice d'entrée d'une balle. Autour de cet orifice existait un gonflement considérable. Un stylet introduit dans le trajet permettait d'arriver sur une surface dure, inégale. On ne sentait aucune mobilité produite soit par un séquestre, soit par un corps étranger. M. Labbé explora alors avec le stylet de porcelaine, et reconnut la présence d'une balle. — Le 26 mars 1871, il fit une large incision, arriva à l'os iliaque, et observa que l'orifice d'entrée de la balle était trop petit pour en permettre la sortie, comme si l'os, à la manière du tissu élastique, était revenu sur lui-même. A l'aide de la gouge et du maillet cet orifice fut agrandi et il fut possible d'extraire la balle.

Le malade s'améliora rapidement et sortit de Saint-Antoine avec une cicatrisation presque complète le 5 mai 1871.

Le 25 juin 1871, ce malade rentre de nouveau à l'hôpital. Le trajet de la balle est resté fistuleux et des bourgeons charnus fongueux forment à l'orifice une tumeur molle du volume d'un œuf de pigeon. Avec le stylet on reconnaît la présence d'un petit séquestre. Plusieurs cautérisations avec le nitrate d'argent détruisent les bourgeons fongueux, et le malade quitte l'hôpital le 8 juillet, portant toujours un séquestre, mais jouissant d'une santé florissante.

OBS. VIII. — Neudorfer (Handbuch der Kriegschirurgie, 1867, s. 804).

Cas de Joseph-Hacha, chasseur tyrolien, blessé à Solférino au niveau de l'ilium. Au mois de décembre, Neudorfer élargit le trajet osseux avec une gouge, pour rechercher la balle dans la fosse iliaque interne, mais il ne la trouva pas, et se contenta d'enlever des ostéophytes et des esquilles qui gênaient le passage du pus ; guérison au bout de 2 mois.

OBS. IX. — Otis, loco citato, vol. II, p. 232, cas 679.

Brookins, 22 ans, blessé à Games Mill, le 27 juin 1862. Un projectile cônique d'une once environ l'avait atteint au niveau de l'ilium, à 3 pouces de la crête et à une distance égale du sacrum, et s'était logé dans la cavité du bassin, la plaie guérit au bout de quelques semaines, mais ne tarda pas à se rouvrir de temps à autre. Son chirurgien, le Dr Waters, découvrit, à l'aide du stylet le corps étranger, qui était resté dans la fosse iliaque interne. Le malade ayant consenti à l'opération fut chloroformé le 9 avril 1863, et après une heure d'efforts on put, après avoir gougé l'os, pénétrer dans la fosse iliaque et enlever le projectile qui était logé à la face interne de l'ilium. Aucun accident ne se montra les jours suivants et le 1er juin de la même année il sortit de l'hôpital entièrement guéri.

OBS. X. — Otis, loco citato, vol. II, p. 233, cas 684.

Addison, blessé à White Oak Swamp, le 25 juin 1862, par une balle qui était entrée dans le centre du bassin, en fracturant l'épine iliaque antéro-supérieure. Extraction du projectile, guérison avec infirmité relative, mais permanente.

OBS. XI. — Chenu. Statistique médico-chirurgicale de la campagne d'Italie (obs. de Roux, t. II, p. 505).

A la bataille de Magenta, Desprez (Auguste), chasseur à pied au 19°

bataillon, reçoit à la hanche gauche un coup de feu tiré à petite distance. La balle, entrée un peu au-dessous de l'épine iliaque antéro-supérieure, se perd dans les profondeurs de la région et détermine du côté de l'abdomen les accidents les plus graves, pendant les quatre mois que le blessé passa dans les hôpitaux d'Italie. A son arrivée à l'hôpital Saint-Mandrier, le 16 octobre 1859, la plaie d'entrée du projectile fournit encore une suppuration abondante.

14 novembre. Le pus étant devenu très fétide et ne s'écoulant pas très librement au dehors, Roux se décide à agrandir la plaie et à rechercher la balle. Le malade étant chloroformé, une insision divisant le tenseur de l'aponévrose et les fibres antérieures du muscle grand fessier permit d'arriver à l'origine d'un canal étroit, au fond duquel il put sentir le projectile, grâce à l'emploi d'un explorateur. Roux appliqua une couronne de trépan sur la portion de l'os iliaque, mise à nu en ce point ; dirigeant obliquement l'action de cette couronne, pour rester dans l'épaisseur de l'os et éviter de pénétrer dans l'abdomen, il arriva, après l'enlèvement de plusieurs esquilles, sur une balle, qui ne fut extraite qu'avec de grandes difficultés et à l'aide de fortes pinces.

Elle n'était pas entière, elle était déformée et sa surface offrait de nombreuses aspérités. L'exploration du trajet ne faisant reconnaître la présence d'aucun autre fragment, Roux ne poussa pas plus loin des manœuvres déjà longues et laborieuses. La plaie fut nettoyée et pansée simplement.

L'opération fut suivie de phénomènes inflammatoires, d'angioleucite, d'œdème, l'état général se détériora peu à peu ; la gangrène s'empara des plaies et le malade mourut le 3 janvier 1860.

A l'autopsie, l'os coxal présentait entre les épines iliaques antérieures une fente complète, produite par la balle. En dehors, cette fente se continuait avec une plaie faite par le trépan et sur la fosse iliaque interne se trouvait un canal creusé par le projectile au niveau de la partie moyenne environ. La seconde partie de la balle fut trouvée implantée sur la face antérieure du sacrum tout près de la symphyse sacro-iliaque gauche. Il y avait là quelques petits fragments de plomb et deux aiguilles peu volumineuses détachées par le projectile. Le muscle iliaque, fortement tendu, décrivait une convexité dans le bassin, et au-dessous de ses fibres non altérées se trouvait un foyer purulent. Tout l'os iliaque et le sacrum étaient frappés d'ostéomyélite suppurée ; à l'extérieur le périoste se détachait avec la plus grande facilité, et au-dessous de lui, au niveau du sacrum, se trouvait une grande quantité de pus. Le péritoine et les organes pelviens sont intacts ; les veines iliaques et fémorales sont pleines d'un liquide purulent très consistant ; leurs parois sont épaissies.

Obs. XII. — Otis, loco citato, vol. II, p. 231, cas 675.

Le caporal Milhaupt, 24ᵉ Wisconsin, âgé de 33 ans, blessé à Chancellorsville le 3 mai 1863, fut envoyé à Washington et admis à l'hôpital Stanton en juin de la même année. Une balle conique était entrée à trois pouces de la crête iliaque et était restée dans la plaie. La blessure guérit parfaitement, mais se rouvrit bientôt après. Le chirurgien Lidell découvrit la balle par le procédé de Nélaton, et le 16 décembre dilata la plaie extérieure, élargit l'orifice osseux avec le trépan et put extraire la balle. Mais le malade mourut de pyohémie le 31 décembre suivant.

Il ressort de ces diverses observations que la trépanation a presque toujours été faite tardivement, et que ce sont les complications que nous avons signalées qui ont forcé la main de l'opérateur.

De fait, l'intervention primitive est rarement nécessaire : lorsqu'en effet le péritoine ou un gros vaisseau se trouve intéressé en même temps que l'os iliaque, la péritonite suraiguë ou les hémorrhagies répétées qui se produisent contre-indiquent toute opération. En dehors de ces cas, les accidents sont en général peu pressants et peuvent être facilement conjurés par des moyens plus simples que la trépanation. Le drainage de la plaie, les lavages antiseptiques et, pour certains auteurs, l'extraction simple du projectile, tels sont les moyens usités en pareil cas.

Plus tard, en présence d'une suppuration interminable, d'une attitude vicieuse ou d'une altération progressive de l'état général, la nécessité de l'intervention s'impose d'elle-même et commande surtout de faire une large brèche à l'os iliaque, puisque l'orifice primitif était insuffisant à donner passage au pus ou au projectile.

Tel est l'enseignement qui ressort des faits précédents, et qui est du reste parfaitement conforme à toutes les notions de pathologie générale que nous possédons actuellement. C'est aussi la conduite que nous recommandons de tenir dans un cas analogue, et nous croyons en cela ne faire qu'obéir au précepte que nous a donné plusieurs fois le professeur Verneuil dans le cours de cette année, à savoir l'abstention ou tout ou moins l'expectation dans les plaies par armes à feu, notamment celles des grandes cavités du tronc.

CHAPITRE II.

MANUEL OPÉRATOIRE ET RÉSULTATS OBTENUS.

Un fait nous a frappé tout d'abord, en étudiant le manuel opératoire dans nos diverses observations, c'est que la trépanation a toujours été pratiquée au niveau même ou dans le voisinage immédiat de l'orifice d'entrée de la balle ; car c'est en ce point que la suppuration est d'habitude le plus abondante et que l'on peut espérer retrouver l'agent vulnérant, quand on n'a pu en déterminer exactement la position. Ce n'est donc pas l'opération telle que l'avait conçue et exécutée Boucher que les chirurgiens ont mise en usage.

Ils se sont contentés d'user de la voie qui s'offrait naturellement à eux et d'élargir avec le trépan ou la gouge l'orifice trop étroit de l'os iliaque. Manné (1), il est vrai, conseille, dans les cas d'enfoncement de l'os iliaque, de trépaner la partie voisine pour avoir la faculté de relever les fragmenrs enfoncés, mais nous ne trouvons nulle

____

(1) Loco citato.

part d'exemples où sa conduite ait été imitée et nous ne voyons du reste pas la nécessité d'adopter une pratique qui nous paraît une simple imitation de la trépanation du crâne.

Nous pouvons en conclure que la trépanation, dans ces cas, ne comporte aucun lieu d'élection, et qu'elle doit être pratiquée au point même où existe la solution de continuité osseuse. Nous aurons à rechercher, dans la seconde partie de notre travail, si l'on ne doit pas quelquefois déroger à cette règle dans les cas d'abcès de la fosse iliaque. Voici du reste le procédé général qui a été mis en œuvre par les divers chirurgiens et qui est décrit dans les livres de médecine opératoire.

Dans un premier temps, on agrandit par une incision linéaire ou cruciale, suivant les cas, la plaie des parties molles, en respectant autant que possible les vaisseaux et les fibres musculaires de la région.

Ayant ainsi mis à nu la solution de continuité de l'os iliaque, qui d'habitude est comme taillée à l'emporte-pièce, on applique à ce niveau ou dans le voisinage immédiat une première couronne de trépan, deux, s'il est nécessaire d'avoir une large ouverture ; quelques chirurgiens préfè·rent employer la gouge et le maillet, mais en somme le procédé reste le même. L'hémorrhagie, si nous en jugeons par les cas que nous avons eus sous les yeux, est peu abondante et ne tarde pas à s'arrêter.

On passe ensuite au troisième temps de l'opération, la recherche du corps étranger qui nécessite une grande prudence, à cause du voisinage du péritoine. Il est souvent fort long, parce que les chirurgiens, ne voulant pas avoir tenté une intervention infructueuse, s'obstinent et prolongent leurs investigations quelquefois au delà de la mesure.

Nous trouvons dans l'observation de M. Le Dentu (obs. 6)

un résumé de la conduite à tenir, qui nous dispense d'entrer dans de plus amples détails à ce sujet. Il suffit de s'y reporter, pour s'en convaincre.

Enfin, si les circonstances s'y prêtent, on peut terminer l'opération en faisant le drainage de l'os iliaque, ainsi que l'a fait si heureusement M. Després (obs. 6, IIe partie). Nous avons répété sur le cadavre la manœuvre conseillée par le chirurgien de l'hôpital Cochin, et nous avons reconnu toute la justesse de ses observations.

Somme toute, en dehors de ce dernier temps, l'opération ne présente aucune difficulté sérieuse pour un chirurgien qui est familiarisé avec l'usage du trépan.

Quant à l'opération préconisée par Baudens (1), elle n'est pas applicable dans la majeure partie des cas, car suivant la remarque de M. Després (2) l'exploration de la fosse iliaque par le palper abdominal ne donne aucun résultat certain, et il ne nous paraît pas prudent, sur des indications aussi vagues, d'inciser la paroi abdominale, comme pour une ligature de l'artère hypogastrique, et d'aller par cette voie à la recherche du corps étranger.

En analysant maintenant les résultats obtenus par les divers chirurgiens, nous constatons tout d'abord que la mortalité causée par l'opération est peu élevée puisqu'elle n'est que de 2 opérés sur 12, soit 16,6 0/0 ; encore deux blessés qui sont morts de pyohémie ont-ils été opérés à une époque où les précautions de la méthode antiseptique n'étaient pas encore observées.

D'autre part, si nous recherchons la mortalité de toutes les opérations pratiquées sur l'os iliaque pour des plaies de guerre, nous trouvons un résultat à peu près analogue.

(1) Loco citato.
(2) Loco citato.

C'est ainsi que la statistique d'Otis (1) nous donne, sur 151 opérations pratiquées sur l'ilion, 19 0/0 de décès, et en détaillant les faits, 38 0/0 dans les opérations primitives et 12 0/0 dans les opérations secondaires. Ce dernier chiffre se rapproche beaucoup du nôtre qui, ainsi qu'on l'a vu, concerne presque exclusivement des trépanations tardives. Ces résultats doivent engager les chirurgiens à reculer autant que possible l'intervention et à ne pratiquer que des résections secondaires ou tardives.

Du reste, avec la méthode antiseptique actuelle, les opérations ont bien perdu de leur gravité, surtout lorsquelles sont pratiquées dans de bonnes conditions d'état général.

Nous n'en voulons pour preuve que le cas de résection presque totale de l'ilion, que nous rapportons dans un chapitre additionnel à notre thèse, parce qu'il ne se rapporte pas directement à notre sujet.

Dans deux cas (obs. nº 1 et 7) le projectile n'a pu être trouvé, mais la guérison ne s'en est pas moins suivie, ce qu'il est permis d'attribuer à l'extraction des esquilles et à la large issue donnée au pus.

Les résultats des autres cas, toujours envisagés au point de vue du succès thérapeutique, ne sont pas moins satisfaisants; car si dans trois cas on n'a pas obtenu la fermeture complète des trajets fistuleux, la suppuration a été considérablement diminuée et l'amélioration très notable.

Quant à l'infirmité relative signalée chez quelquesuns de nos blessés, elle est, d'après la lecture même des observations, imputable aux dégâts causés par la balle et non à la trépanation.

Conclusions. — D'après ce qui précède, nous pouvons

(1) Loco citato, p. 235.

résumer les indications de la trépanation, appliquée au traitement des corps étrangers de la fosse iliaque, en disant qu'il faut s'abstenir au début, et n'employer d'abord que des moyens palliatifs, faire notamment le drainage de la plaie, si l'on craint une fusée purulente.

La péritonite ou la blessure d'une grosse artère sont surtout des contre-indications formelles à toute tentative opératoire. Plus tard, quand surviennent les complications que nous avons précédemment signalées, on est autorisé à faire la trépanation au niveau du point blessé et à extraire les projectiles, mais sans prolonger outre mesure les recherches. A ce moment, nous recommandons expressément de confondre avec l'opération les explorations nécessaires pour s'assurer de la présence du corps étranger ; c'est là un précepte dont le professeur Verneuil nous a souvent fait sentir l'importance : si même le corps étranger n'avait pu être trouvé, il ne faudrait pas renoncer à l'opération, qui est au moins autant destinée à parer aux complications, qu'à extraire un projectile souvent inoffensif. L'innocuité relative de l'opération, la sécurité que nous assure l'emploi de la méthode antiseptique autorisent à la tenter dans ce cas.

Nous avons terminé la première partie de notre tâche, qui était, non pas de faire l'histoire des corps étrangers de la fosse iliaque interne, mais de poser les indications et d'examiner les résultats de la trépanation iliaque, pratiquée pour les extraire.

Nous devons maintenant aborder l'étude d'un autre ordre de faits, où la même opération est encore appelée à jouer un rôle ; mais ici les indications sont bien plus difficiles à poser, en raison du petit nombre de faits que nous avons pu recueillir. Aussi cette partie de notre étude appelle-t-elle nécessairement de nouvelles recherches, et nous n'avons que la prétention de poser les jalons de la route à parcourir.

SECONDE PARTIE.

De la trépanation dans certains abcès de la fosse iliaque.

Bien qu'ils concernent des lésions d'origine traumatique, les faits précédents pourront contribuer à l'étude de ceux qu'il nous reste à examiner : car ils présentent plus d'un point de contact, et ainsi se trouvera démontrée l'utilité de l'étude comparative, que nous avons cru devoir entreprendre dans notre travail. Ici encore, nous devons négliger le côté clinique de nos observations et nous contenter d'étudier les indications de la trépanation et le manuel opératoire qui doit être mis en usage.

CHAPITRE PREMIER.

DES INDICATIONS DE LA TRÉPANATION APPLIQUÉE AU TRAITEMENT DES ABCÈS ILIAQUES.

Pour bien saisir les indications de la trépanation, appliquée à la cure des abcès iliaques, il est nécessaire d'établir tout d'abord une distinction entre les collections purulentes, développées primitivement dans la fosse iliaque interne et celles qui, nées dans le voisinage, s'étendent secondairement à cette région.

Envisageons d'abord la première hypothèse, celle d'un abcès iliaque proprement dit, et recherchons si la trépanation de l'os des îles peut être utile dans ce cas, si elle doit être érigée en méthode générale ou appliquée seulement à quelques cas spéciaux.

Assurément, si le traitement classique de ces abcès répondait à tous les besoins et était toujours suivi de succès, il serait inutile de nous poser cette question, vu qu'il est naturellement moins dangereux de faire une simple incision des parties molles qu'une perte de substance à l'os iliaque. Mais il n'en est pas toujours ainsi, et il suffit de lire les observations les plus récentes pour s'assurer que le traitement des abcès iliaques, malgré l'emploi du drainage, est encore bien souvent suivi d'insuccès, et qu'en somme leur pronostic garde encore en grande partie toute la sévérité que lui avait assignée Grisolle.

Sans doute les circonstances étiologiques au milieu desquelles ils se développent, l'état puerpéral qui les complique si souvent rendent en partie compte de cette gravité ; mais ne faut-il pas faire jouer aussi un grand rôle à la constitution anatomique même de la fosse iliaque, dont les dispositions ont une influence incontestable sur le développement et la marche de ces abcès. Formée en arrière par un plan osseux, qui offre au pus une grande résistance tapissée en avant par le péritoine, qui se décolle souvent, mais ne se laisse que rarement perforer, cette région se présente dans des conditions défavorables, pour assurer la marche de la suppuration, et la disposition des nombreuses aponévroses que l'on y trouve vient encore augmenter cette difficulté.

Aussi mettent-ils un temps souvent fort considérable pour se montrer au dehors et il en résulte que jusqu'à ce que l'intervention soit indiquée, des décollements multiples se sont produits ou une communication secondaire s'est établie avec les cavités voisines. Lorsqu'une fois le chirurgien se croit autorisé à intervenir, il se trouve en présence d'un foyer anfractueux, dont trop souvent les lavages les plus minutieux ne peuvent atteindre toutes les sinuosités. Aussi l'état général des malades ne tarde-t-il pas à s'altérer, et ils finissent par succomber à la septicémie chronique ou à des lésions viscérales. Le pansement de Lister, il est vrai, pourrait jusqu'à un certain point diminuer la gravité de ces accidents, puisqu'il a été employé avec succès dans le traitement des abcès par congestion. Mais est-ce une raison pour laisser l'abcès produire des désordres multiples, que l'on n'est pas sûr de pouvoir conjurer plus tard, et en présence de ces inconvénients, n'est-il pas possible d'employer une méthode plus efficace, qui permette surtout d'intervenir de bonne heure, nous voulons parler de la trépanation de l'os iliaque.

En dehors de toute considération clinique, le procédé préconisé par Boucher présente au point de vue rationnel de nombreux avantages. Il permet d'obtenir à la partie postérieure de la fosse iliaque (étant donné la position habituelle des malades) une ouverture déclive, aussi large que l'on voudra et par laquelle le pus pourra s'écouler facilement. Grâce à lui, on peut intervenir en temps opportun, alors que l'abcès est encore situé dans la profondeur de la fosse iliaque et que l'indication d'inciser la paroi abdominale n'est pas encore formelle.

Par contre, il a l'inconvénient de créer une plaie osseuse (ce qui, du reste, avec la méthode antiseptique actuelle ne présente véritablement que bien peu de dangers) et d'amener un certain degré d'ostéite traumatique, qui peut se terminer par un petit point de nécrose. Mais comme il s'agit avant tout de sauver la vie actuellement menacée, ce dernier accident, qui est loin d'être constant et qui en somme est peu grave, ne contre-indique pas la trépanation. Comparé au procédé de Barthélémy (de Saumur), qui proposait d'inciser les abcès iliaques par la région lombaire, il a l'avantage de suivre une voie plus directe et surtout d'ouvrir à la fois l'espace sous-péritonéal et la loge ostéo-fibreuse du muscle iliaque.

Interrogeons maintenant les faits cliniques, que nous n'avons pu recueillir qu'en très petit nombre.

Obs. XIII. — Cas de Boucher, chirurgien-major de l'Ecole royale militaire de la Flèche. (Séance de l'Académie royale de chirurgie, Paris, 1779, in-4°, p. 66.)

Vers la fin du mois d'août 1778, un homme de 50 ans, armé d'un vilbrequin et monté sur une échelle à la hauteur de 5 pieds, tombe de cette échelle et s'implante dans la hanche gauche le vilbrequin, qui pénétra de la longueur de 5 pouces et fut retiré sur-le-champ. Il survint des accidents ; le chirurgien ordinaire fit appeler M. Boucher. L'ouverture était à 1 pouce de l'épine iliaque antéro-supérieure et à égale distance des os des iles. La direction était oblique d'avant en arrière. Les accidents annonçaient une suppuration entre le muscle iliaque et l'os des iles. M. Boucher, instruit du succès avec lequel M. de la Martinière avait trépané le sternum, proposa à ses confrères l'application du trépan sur l'os ilion ; elle a été faite et le succès a couronné la sage conduite de M. Boucher. Un citoyen sauvé par une opération qui n'a pas encore eu d'exemple méritait un accueil distingué et la justice que l'on rend publiquement au discernement et à l'habileté de l'opérateur.

Obs. XIV (personnelle). — Recueillie dans le service de M. le professeur Verneuil.

Meurice, 22 ans, entre le 19 juin, salle Saint-Augustin, dans le service de M. Verneuil.

Cette femme nous raconte qu'il y a dix ans elle a été atteinte d'un rhumatisme articulaire généralisé, à la suite duquel s'est développé, dit-elle, un abcès de la partie antérieure et supérieure de la cuisse droite. Cet abcès s'est ouvert seul, est devenu fistuleux et ne s'est fermé spontanément qu'au bout de six ans. Dans l'intervalle et un an environ après le développement du premier abcès, il s'en formait un deuxième au niveau de la fosse iliaque externe, dont l'orifice ne s'est jamais oblitéré et persiste encore actuellement. Malgré cette suppuration prolongée, l'état général de cette malade s'était maintenu assez bon et elle pouvait vaquer à ses occupations tout en boitant légèrement. Mais la suppuration ayant augmentée dans ces derniers temps, elle s'est décidée à venir réclamer les soins de M. Verneuil.

Etat actuel. La malade est pâle, assez amaigrie, les fonctions digestives s'exécutent assez bien, néanmoins les urines sont normales, en somme l'état général n'est pas trop mauvais.

Localement, on constate l'existence d'une fistule, siégeant au niveau de la fosse iliaque externe à 5 centimètres de la crête iliaque et à une distance à peu près égale de l'épine iliaque antéro-supérieure La peau est mobile, excepté au niveau de la fistule même, où elle est adhérente et présente une rougeur inflammatoire, peu étendue du reste. Le trajet fistuleux est adhérent profondément à la face externe de l'os iliaque, et le stylet, qu'on y introduit, conduit au travers de l'os jusque dans la fosse iliaque interne.

Tout l'os iliaque, du moins dans sa partie antérieure, est le siège d'un épaississement considérable, ce dont on peut s'assurer en suivant les contours de la crête iliaque et en la comparant à celle du côté opposé. Dans la fosse iliaque interne on sent un empâtement très profond, qui paraît indiquer sinon une collection purulente bien formée, du moins une menace d'abcès.

Au-dessus de la crête iliaque il n'existe aucun trajet, comme on a pu l'observer dans quelques-uns des faits que nous signalons. Les ganglions inguinaux sont un peu plus gros que ceux du côté opposé ; ceux de la fosse iliaque ne présentent pas d'augmentation appréciable de volume.

Malgré ces diverses lésions la marche est facile, mais elle devient douloureuse quand elle est prolongée ; et à la fin de la journée la malade est toujours fatiguée et forcée de prendre du repos.

En somme, il est évident qu'il s'agit ici d'une ostéite de l'os iliaque, sans qu'il soit possible de préciser exactement la nature de la lésion, ni de dire s'il existe un séquestre ou une portion cariée. En raison de l'existence de ce trajet, qui traverse l'os de part en part, M. Verneuil pense, sans l'affirmer, qu'il existe à la face interne de l'os une nappe purulente, à laquelle la trépanation pourra donner issue, et qu'en tous cas une opération ne pourra qu'être utile à la malade, en simplifiant le foyer pathologique.

Aussi se décide-t-il à intervenir le 11 juillet, à agrandir la fistule par une incision et à appliquer une couronne de trépan au niveau de l'orifice de l'os. Cette opération ne présente d'autre particularité qu'une difficulté extraordinaire pour perforer l'os, qui était éburné, épaissi et que le trépan avait, du reste, attaqué un peu obliquement. Il fallut de grands efforts pour en venir à bout. Mais on put constater alors qu'il n'existait pas d'abcès proprement dit dans la fosse iliaque interne, et que des fongosités seules se trouvaient à la face profonde de l'os. On retira celles que l'on put atteindre, puis la plaie fut tamponnée avec de la charpie phéniquée, pour arrêter le suintement sanguin qui s'opérait.

Les suites de cette opération furent absolument heureuses. C'est à peine si cette malade eut un léger mouvement de fièvre et un peu de réaction locale; il y eut, il est vrai, une petite hémorrhagie qui fut facilement arrêtée. Pendant le restant du mois de juillet son état fut aussi satisfaisant que possible.

Au mois d'août, la plaie opératoire s'était considérablement rétrécie, et au moment du départ de cette malade (23 août) elle n'avait plus que les dimensions de la fistule primitive.

L'écoulement avait notablement diminué et son état était assez satisfaisant, pour qu'elle ait été employée comme infirmière du service. Quelque temps après, elle a dû quitter l'hôpital et n'a pas été revue.

Obs. XV. — Recueillie dans le service de M. le professeur Verneuil.

Il s'agit d'une femme entrée dans le service de M. Verneuil le 23 décembre 1879, et dont avec les renseignements oraux fournis par notre excellent maître nous avons pu reconstituer l'histoire.

Cette femme, actuellement âgée de 50 ans, avait dans sa jeunesse été atteinte d'un abcès de la fosse iliaque gauche, dont l'origine osseuse ne saurait être douteuse un seul instant. Après avoir éprouvé des douleurs violentes dans les reins pendant un mois, elle avait vu un abcès s'ouvrir à la partie supérieure de la fesse gauche, tandis qu'une autre collection purulente venait se faire jour au-dessus de l'arcade crurale.

L'orifice de cette dernière ne tarda pas à se fermer; mais l'ouverture du premier abcès avait persisté, et à l'âge de 32 ans, au moment où cette malade vint consulter M. Verneuil pour la première fois, le trajet fistuleux suppurait encore abondamment. Quand il se fermait, elle était prise de douleurs vives et son existence était rendue insupportable. Aussi M. Verneuil se décida-t-il à intervenir, et à pratiquer une incision simple, qui permit une libre issue au pus. Mais chemin faisant il s'aperçut que l'abcès contournait la crête iliaque et pénétrait assez profondément dans la fosse de même nom ; il était impossible d'ouvrir largement le foyer purulent sans réséquer une portion de l'os, ce qu'il fit séance tenante, en appliquant deux couronnes de trépan sur la crête iliaque. Il en résulta une sorte d'échancrure, qui permit de remplir le but que l'on s'était proposé. L'opération fut suivie d'une grande amélioration ; mais peu de temps après la malade fut prise d'une ostéomyélite de l'humérus, pour laquelle on dut pratiquer la désarticulation de l'épaule. Cette partie de l'observation a été communiquée à la Société de chirurgie en 1863 par M. Verneuil (4 février). La malade guérit de cette seconde opération ; quant à la fistule iliaque, elle persista encore pendant de longues années, se fermant souvent puis se rouvrant à nouveau. Mais en somme jamais les accidents n'ont présenté la même acuité qu'auparavant. Actuellement cette malade est entièrement guérie et la fistule ne s'est pas rouverte depuis fort longtemps.

Voici quel est l'état actuel de cette femme. On constate au-dessus de l'arcade crurale une cicatrice déprimée qui est la trace de l'ancien abcès. A la face latérale de la fesse, à 9 centimètres environ de l'épine iliaque antéro-supérieure, se trouve une cicatrice linéaire, longeant la crète de l'os et adhérant aux parties profondes. On sent encore à ce niveau une dépression inégale, qui est le vestige de l'échancrure faite à la crête iliaque. L'os iliaque correspondant est un peu plus gros que celui du côté opposé et on perçoit encore dans la fosse iliaque interne un certain empâtement très-profond. Néanmoins la malade n'accuse plus aucun trouble fonctionnel de ce côté et elle n'est du reste entrée dans le service que pour se reposer pendant quelques jours.

Obs. XVI (personnelle). — Recueillie dans le service de M. Verneuil.

Cardaillaguet (Adrien), âgé de 23 ans, entre le 10 avril 1879 dans le service de M. le professeur Verneuil, salle Saint-Louis n° 28. Ce jeune homme a fait autrefois un séjour de plusieurs mois dans le même service, pour l'affection qui l'amène de nouveau à l'hôpital.

Voici du reste la première partie de son histoire.

Vers le milieu du mois d'avril 1875, Cardaillaguet entre salle Saint-Louis n° 37; c'est un garçon assez maigre, pâle, chétif de constitution, présentant les apparences de la scrofule, bien que dans ses antécédents personnels on ne trouve aucune manifestation bien évidente de cette diathèse. Sa mère, dit-il, serait morte jeune de la poitrine.

Au moment de son entrée il accuse, dans la fosse iliaque droite, des douleurs assez vives qui s'irradient le long de la cuisse. Ces douleurs sont notamment augmentées par la marche et par les mouvements d'extension du membre. Le repos prolongé au lit en diminue au contraire l'intensité.

On constate dans la fosse iliaque droite une tumeur du volume d'une orange, de consistance cartilagineuse ; située profondément dans la région, elle est très adhérente à l'os, car on ne peut lui imprimer aucun mouvement, et de plus, elle est peu ou pas douloureuse à la pression.

Le début de l'affection remonte à peine à quelques semaines ; il a été lent et insidieux ; et aucune violence extérieure ne paraît pouvoir être mise en cause. Cependant le malade se souvient d'avoir fait une chute quelque temps auparavant, mais ce n'est que trois semaines après que sont apparus les premiers symptômes douloureux et que peu à peu la cuisse s'est fléchie sur le bassin.

Quand à l'état général ; il s'est assez bien conservé, le malade à certainement maigri, mais ne présente aucune lésion viscérale appréciable.

L'âge du malade, les symptômes qu'il présente, les caractères objectifs de la tumeur font à cette époque croire à M. Verneuil qu'il s'agit d'un ostéo-sarcome de la fosse iliaque et que par conséquent aucune intervention active ne peut être tentée avec chances de succès.

Au bout de quelques semaines de repos au lit, les douleurs cessent, bien que la tumeur persiste et le malade demande son exeat.

Mais bientôt il voit apparaître vers la partie moyenne de la crête iliaque, à 1 centimètre environ au-dessous d'elle, une tumeur dure, indolente, qui peu à peu se ramollit à son centre et donne issue à une quantité assez abondante de pus.

Il entre de nouveau dans le service de M. Verneuil le 19 octobre 1875 ; on constate dans la fosse iliaque interne droite l'existence de cette même tumeur, aussi dure, mais un peu plus volumineuse qu'auparavant ; au niveau de la partie moyenne de la crête iliaque se voit, au centre d'une petite plaque d'induration inflammatoire, un orifice fistuleux par lequel s'écoule un liquide sanieux peu abondant. La pression exercée sur la tumeur de la fosse iliaque interne ne paraît pas augmenter l'écoulement du pus par l'orifice fistuleux.

Weiss.   3

La communication avec l'intestin est soupçonnée un instant, mais cette hypothèse est bien vite rejetée. Loin d'avoir de la diarrhée, ce malade est fortement constipé, jamais on n'a pu constater chez lui de selles purulentes. Enfin, du charbon pulvérisé administré par la bouche ressort par l'anus, sans que la moindre parcelle s'échappe par la fistule.

En présence de ces nouveaux symptômes, M. Verneuil rejette l'idée première d'ostéo-sarcome et croit qu'il s'agit d'un abcès, parti d'un point de la fosse iliaque interne, et ayant contourné la crête iliaque, ou perforé la lame osseuse pour s'ouvrir à l'extérieur. Le trajet doit évidemment être fort étroit, puisque la pression sur la tumeur iliaque ne fait pas sourdre de pus par la fistule. M. Verneuil se décide alors à intervenir et se propose d'ouvrir une large voie, qui permette l'évacuation facile de la collection purulente. A cet effet, il agrandit le trajet fistuleux et reconnaît alors aisément que le pus vient de la fosse iliaque interne et que pour s'échapper au dehors il contourne la crête iliaque en suivant un trajet fort étroit. Il applique alors une couronne de trépan sur l'os iliaque un peu au-dessous de la crête, mais la voie n'étant pas assez large, il en résèque un large triangle ; l'échancrure qu'il obtient ainsi permet alors d'atteindre directement le foyer de la fosse iliaque interne, duquel s'échappent non pas du pus, mais de ces flocons molasses caractéristiques des foyers inflammatoires qui entourent un point d'ostéite. Le périoste est du reste très épaissi, les fragments osseux enlevés sont injectés et friables.

Pendant les quelques jours qui suivent cette opération, le malade accuse des douleurs vives dans la région inguinale et le long de la cuisse, peut-être l'opération a-t-elle lésé quelque branche collatérale du plexus lombaire. Néammoins la fièvre traumatique est légère et le 10 décembre il n'y a plus ni fièvre, ni douleur. Le malade quitte l'hôpital le 20 janvier 1876. La cicatrisation de la plaie est très avancée.

Pendant deux ans la guérison fut à peu près complète. Il conserva néammoins une fistulette, qui de temps en temps laissait suinter un liquide séro-purulent, mais l'état général était fort bon et il reprit son travail.

Mais vers le mois de mars 1878 apparaissent des douleurs assez vives dans l'aine, spécialement sous l'influence de la marche ou d'une fatigue. Souvent ses souffrances étaient telles qu'il ne pouvait marcher sans se pencher en avant. A partir de la même époque se manifestent des troubles digestifs presque continuels, consistant en coliques et en diarrhée. Dès lors, il se met à maigrir et à perdre rapidement ses forces. Il y a quatre mois, après une grande fatigue, il est pris de fièvre, de violentes douleurs dans la fosse iliaque, et bientôt après il se fait par l'orifice fistuleux un écoulement de pus beaucoup plus abondant.

Ces accidents se calment néammoins sous l'influence du repos, mais un mois après il remarque, pour la première fois, qu'il sort par la fistule un liquide tantôt noirâtre, tantôt vert, mais souvent très fétide. Dés lors, sa santé s'altère de plus en plus, et de temps à autre il est pris d'accès fébriles et de diarrhée.

C'est dans ces conditions qu'il se présente à la Pitié, le 10 avril 1879.

Etat actuel. Ce jeune homme est maigre, assez cachectique, épuisé qu'il est par une diarrhée presque continuelle et des accès fébriles très fréquents.

La fosse iliaque interne du côté droit est toujours empâtée, mais on n'y perçoit plus une tumeur dure et limitée comme autrefois. C'est une induration diffuse que l'on sent, et il semble qu'autour de l'ancien abcès les anses intestinales voisines aient contracté des adhérences et masquent l'état des parties profondes. On ne perçoit pas à ce niveau de fluctuation, on y constate même une légère sonorité. La pression est un peu douloureuse et fait sortir par la fistule postérieure un liquide à peine fétide, mais coloré en jaune vert par la bile. Cet écoulement, qui se fait spontanément, présente, lorsqu'il n'est pas bilieux, la coloration de matières fécaloïdes grisâtres. Il existe évidemment une communication du trajet fistuleux avec la cavité intestinale. Quant à l'orifice extérieur, il occupe le même siège que précédemment, et se trouve situé au milieu de la cicatrice adhérente, vestige de l'ancienne opération. Les viscères ne paraissent point altérés, cependant il faut faire des réserves au sujet des poumons, car ce jeune homme tousse un peu et le sommet droit présente quelques signes suspects : expiration prolongée et soufflante en avant, diminution de la sonorité et d'élasticité normale à la percussion.

10 mai. Un mois après son entrée à l'hôpital, on ne constate encore aucun changement dans son état, mais l'examen attentif de la température permet de constater que ce malade présente des accès fébriles irréguliers, coïncidant avec une diminution de l'écoulement par la fistule et cessant dès que celui-ci vient à reparaître. Il est donc logique de croire que ces manifestations fébriles sont dues à une rétention

passagère des liquides septiques et à leur absorption par le foyer stercoral.

Aussi M. Verneuil se décide-t-il à intervenir, dans l'idée de leur ouvrir comme la première fois une large voie ; et à cet effet, il commence par agrandir la fistule avec le thermo-cautère, qu'il conduit sur la sonde cannelée. Une incision de 6 centimètres est ainsi faite le long de la crête iliaque, suivant le trajet de l'ancienne cicatrice ; mais elle est loin de suffire et c'est à peine si le doigt peut pénétrer dans la profondeur et explorer la fosse iliaque. M. Verneuil se décide alors à trépaner de rechef la crête iliaque et à en enlever un morceau triangulaire en régularisant [avec la gouge et le maillet les orifices qu'à créés le trépan. Il peut alors aisément arriver jusqu'aux parties profondes et enlever quelques fongosités; mais malgré ses recherches il n'arrive pas à trouver l'orifice intestinal, qu'il se proposait d'oblitérer séance tenante. Aussi remet-il la fin de l'opération à une autre fois.

Les suites de cette intervention ont été d'abord fort bonnes, le malade a peu souffert et son état général n'a rien laissé à désirer pendant huit jours.

Mais vers le 20 mai, on remarque que l'écoulement des matières fécales est devenu très abondant et presque continuel, et qu'il a déterminé autour de la plaie un érythème intense. Il devient de plus en plus vraisemblable que l'orifice de communication de l'intestin avec le foyer purulent s'est élargi, soit par l'effet d'un travail ulcératif spontané, soit par la chute d'eschares dues à l'emploi du thermo-cautère. Cette dernière hypothèse est peu probable, car on ne s'est servi de cet instrument que pour les parties superficielles. Quoi qu'il en soit, des selles entières se font par cette voie, et rien ne passe plus par l'orifice anal. La fistule est du reste devenue visible au fond de la plaie.

D'autre part, l'opération a certainement donné un coup de fouet aux lésions pulmonaires latentes, car ce jeune homme se met à tousser et présente maintenant des signes non équivoques de tuberculisation des poumons.

Sauf quelques moments de rémission, l'état de ce jeune homme ne fait qu'empirer pendant tout le mois de juin ; la plaie ne présente aucune tendance à la réparation et les matières fécales, tout en ayant repris partiellement leur voie habituelle, sortent constamment par l'anus accidentel et entretiennent cet érythème douloureux que nous avons signalé.

Le 15 juillet ce jeune homme mourait des progrès de la phthisie

pulmonaire, qui avait marché chez lui avec une rapidité toute particulière, sous l'influence du traumatisme chirurgical.

A l'autopsie, voici les lésions qu'il nous a été donné de constater.

Les poumons sont farcis de tubercules miliaires dans toute leur
étendue ; aux deux sommets on trouve des noyaux de pneumonie ca-
séeuse en voie de ramollissement. La muqueuse intestinale est parse-
mée d'ulcérations tuberculeuses dans toute l'extrémité inférieure de
l'intestin grêle et au niveau du cæcum. Un orifice de 1 centimètre de
diamètre environ se trouve sur la face postérieure du cæcum, au niveau même de l'orifice ilio-cæcal, et fait communiquer largement
l'intestin avec le foyer purulent extérieur. L'os iliaque ne présente
aucune trace d'altération actuelle ; en aucun point, en effet, on ne
constate de dénudation ni de raréfaction. L'echancrure large, qui se
remarque sur la crête iliaque donne un accès des plus faciles, pour
arriver sur l'orifice fistuleux, et explique l'absence de fusées purulentes vers la paroi inférieure de la fosse iliaque.

D'après la disposition et les rapports des divers organes précédents,
il est évident que le pus et les matières fécales devaient s'écouler facilement au dehors, et que sans la tuberculisation générale, la lésion
locale pouvait et devait guérir sous l'influence d'un traitement ap-
proprié.

Malgré son grand intérêt le fait de Boucher (obs. 13)
manque malheureusement de détails et sur le siège de la
collection purulente, et sur le point où la trépanation a
été faite. Il est cependant bien vraisemblable que l'abcès
ne devait pas être très superficiel, ni se trouver au voisinage immédiat de l'arcade crurale, puisque Boucher a eu
l'idée de chercher le pus par la face externe de l'os iliaque.
Ce qui caractérise cette observation, c'est que la trépanation a été pratiquée, sans indication locale, sans fistule qui
montrât au chirurgien la voie à suivre.

L'observation n° 14, que nous avons recueillie dans le
service de notre excellent maître M. le professeur Verneuil,
présente déjà un intérêt plus considérable. Elle concern
une femme, chez laquelle on constatait à la fois une tumé-
faction profonde de la fosse iliaque et un trajet fistuleux,

conduisant à travers l'os jusque dans la cavité du grand bassin.

Très vraisemblablement, il s'était agi primitivement d'un de ces abcès sous-périostiques décrits par Chassaignac, et qui avait fini par éroder l'os sous-jacent. Il était probable que l'on devait trouver à la face interne de l'ilion soit une nappe purulente, soit une couche de fongosités, car la suppuration était très abondante et épuisait la malade. Aussi M. le professeur Verneuil reconnut-il la nécessité d'élargir avec le trépan l'orifice de l'os, pour ouvrir au pus une large voie et en faciliter l'écoulement. L'opération fut pratiquée et permit d'extraire une certaine quantité de fongosités. Une amélioration notable s'ensuivit, mais malheureusement la malade quitta l'hôpital peu de temps après et n'a pu être revue depuis.

L'observation n° 15 présente une analogie frappante avec la précédente; car il s'agit également d'un abcès sous-périostique, qui a donné lieu à des abcès devenus fistuleux. Elle est même d'un intérêt plus considérable, car la malade a pu être suivie pendant une vingtaine d'années et est en ce moment complètement guérie.

Quant à l'observation n° 16, la précision du diagnostic porté, la double opération qui fut pratiquée, les résultats obtenus, tout concourt à lui donner une importance capitale. Si l'on se reporte à la première partie de ce document, on remarque qu'au début il s'agissait d'un abcès, occupant d'abord la partie postérieure de la fosse iliaque, ayant contourné ensuite la crête de l'os, pour s'ouvrir à la région lombaire par un trajet sinueux fort étroit.

Il était probable qu'il avait pour point de départ une lésion de l'os, mais il n'est pas p ssible d'être affirmatif à cet égard, car l'autopsie faite postérieurement n'a révélé aucune altération de l'os iliaque.

trépanant la crête iliaque, au lieu de se contenter d'une simple incision lombaire ? C'est là le plan qui a été habilement conçu et heureusement exécuté par M. le professeur Verneuil, et les suites de l'opération sont venues justifier cette manière de procéder ; car le malade, qui était dans un mauvais état général, s'est promptement relevé et n'a pas tardé à guérir complètement. La guérison s'est maintenue pendant plusieurs années.

Il est vrai que plus tard, sous l'influence d'une tuberculisation demeurée latente pendant longtemps, le foyer s'est enflammé à nouveau, le trajet fistuleux s'est rouvert et a fini par donner passage à un mélange de pus et de matières intestinales.

Il s'agissait cette fois d'une de ces fistules dites sterco-purulentes, sur lesquelles M. le professeur Verneuil a rappelé l'attention dans ces dernières années, aussi vit-on bientôt se développer de nouveau des accidents fort sérieux. Or, dans la discussion, qui eut lieu à la Société de chirurgie (1), au sujet de la communication de notre excellent maître, les opinions furent unanimes pour admettre que, dans toutes les fistules sterco-purulentes une ouverture large du foyer était nécessaire, et pouvait seule permettre de combattre les effets de la rétention des fluides contenus dans la cavité intermédiaire. M. le professeur Trélat dans une de ses leçons cliniques (2), a apporté de nouveaux faits confirmant la nécessité du traitement énergique dont M. Verneuil avait démontré le premier l'importance. Enfin, une thèse récente, celle de notre collègue et ami M. Blin (3), est encore venue jeter une nouvelle lumière sur ces faits.

Or, dans le cas que nous avons eu sous les yeux, com-

(1) Bulletin Soc. chirurgie, 1874.
(2) *Progrès médical*, 1875.
(3) Th. Paris, Des fistules pyo-stercorales, 1879.

ment mettre largement à nu le foyer par une simple incision, en quelque région que ce soit, et surtout comment oblitérer la fistule intestinale sans entamer l'os iliaque? A la vérité, l'oblitération spontanée de ces fistules est parfois possible et même assez fréquente d'après M. Blin, mais il n'était pas raisonnable d'y compter chez notre malade dont l'état général laissait beaucoup à désirer et exigeait une intervention rapide et sûre. Aussi M. le professeur Verneuil, saisissant nettement les indications, se décidat-il à simplifier de nouveau le foyer purulent, à mettre largement à nu la fistule, pour tâcher d'en obtenir l'occlusion spontanée ou pouvoir l'oblitérer secondairement par les moyens chirurgicaux usités en pareil cas.

Le succès opératoire fut complet; mais malheureusement une phthisie restée latente jusque-là et que l'opération n'avait fait que réveiller, ne tarda pas à emporter le malade, ce qui, soit dit en passant, démontre une fois de plus toute la justesse de la doctrine de notre maître, à savoir l'influence réciproque des traumatismes et des affections diathésiques.

Les deux derniers faits rapportés par nous permettent en outre d'affirmer que les opérations pratiquées chez les rhumatisants ont seules un effet durable, et que les malades que l'on retrouve vivants après vingt ans n'ont jamais été entachés du vice scrofuleux.

Résumons rapidement les cas où la trépanation a été pratiquée ; nous voyons que dans le premier il s'agit d'un abcès, dont malheureusement le siège n'est pas déterminé; le second concerne un abcès sous-périostique de l'os iliaque, ayant donné lieu à une fistule iliaque externe et à un développement exagéré de fongosités à la face interne de l'os; dans le troisième, il s'agit également d'un abcès sous-périostique, s'étant fait jour au niveau de la partie latérale de la crête iliaque.

Dans le quatrième, il paraît bien évident qu'on était en présence d'une collection purulente ayant probablement l'os pour point de départ, mais s'étant développée dans l'espace sous-péritonéal et ouverte ensuite à la région lombaire. Enfin la cinquième opération a été tentée, pour guérir une fistule sterco-purulente, étendue du cæcum à la même région.

Pouvons-nous, du petit nombre d'observations que nous avons recueillies dans cette seconde partie, tirer des conclusions en faveur de la trépanation de l'ilion appliquée à la cure des abcès de la fosse iliaque. Nous croyons y être autorisé, d'une part par les résultats obtenus, de l'autre par la gravité si considérable de ces abcès, même traités suivant toutes les règles de l'art actuel, enfin par l'innocuité dont nos opérations sont assurées, grâce à l'emploi de la méthode antiseptique.

Nous ajouterons que nous sommes encouragés dans cette voie par le fait que toutes les trépanations, pratiquées pour des lésions traumatiques, étaient motivées par la suppuration intra-pelvienne et qu'en général les suites de l'opération ont été des plus satisfaisantes. Seulement, il est nécessaire d'établir une distinction entre les différentes variétes d'abcès iliaques, car, à notre avis, l'opération que nous préconisons ne convient pas à toutes les éventualités cliniques. La division de Chassaignac, fondée sur le siège anatomique, mérite d'être conservée au point de vue qui nous occupe, et nous allons donc envisager l'hypothèse de la trépanation dans les abcès sous-périostiques, sous-aponévrotiques, sous-péritonéaux, et enfin intra-péritonéaux, qu'admet si légitimement l'auteur du traité de la suppuration.

Les abcès sous-périostiques, dont on trouvera, du reste, la description dans son ouvrage, doivent nous arrêter les premiers, et, pour le dire immédiatement, c'est à eux surtout que convient la trépanation de l'os iliaque. Formés au-dessous du périoste, comme l'indique leur nom, ils tendent à décoller cette membrane de proche en proche, à gagner progressivement la grande circonférence de l'os, où ils sont généralementnt arrêtés quelque temps par les adhérences du périoste en ce point. C'est ce qu'on observe probablement aussi dans cette variété d'abcès encore mal décrite, qui est le résultat d'une ostéite apophysaire et dont M. Duplay a observé un exemple au niveau de la crête iliaque.

Aussi est-il facile de concevoir que le pus rencontrant une barrière qu'il a de la peine à franchir produise des désordres multiples, perfore le périoste et même l'aponévrose, ainsi que cela a été très probablement le cas chez le jeune homme qui fait le sujet de l'obs. 15. On peut même voir la suppuration se faire jour au travers de l'os iliaque, mais dans ce cas le travail de l'ostéite a atteint toute l'épaisseur de l'os et il n'est pas rare d'observer en même temps un abcès au niveau de sa face externe. Cette trépanation spontanée, qui se produit, n'indique-t-elle pas tout naturellement la voie à suivre et ne vaut-il mieux prévenir par une opération faite en temps opportun les désordres à venir, d'autant que la trépanation est, somme toute, le meilleur traitement de la lésion osseuse? L'incision simple de la paroi abdominale, en quelque point qu'elle soit pratiquée, ne nous paraît pas devoir remplir le but que l'on se propose dans tous les abcès sous-périostiques à forme aiguë, à savoir l'ouverture large et rapide ; et, quant aux abcès à forme chronique, elle ne permet pas d'agir sur la lésion osseuse qui leur a donné naissance. Si les ostéites de l'os iliaque comportent un pronostic si grave, ne faut-il pas l'attribuer en grande partie à la timidité et à la lenteur avec laquelle on ouvre les abcès contenus dans la fosse iliaque interne !

Nous croyons donc pouvoir dire que les abcès sous-périostiques de la face interne de l'os iliaque réclament impérieusement la trépanation et qu'on devra la pratiquer d'assez bonne heure, pour éviter les fusées purulentes, qui ne tarderont pas à se faire. S'il existe déjà une fistule, au moment où l'on voit le malade, et que cette fistule communique avec la cavité du bassin, il sera indiqué de l'élargir avec le trépan, ainsi que l'a fait si judicieusement M. le professeur Verneuil. Qu'au contraire il n'existe aucun trajet fistuleux, on choisira, comme lieu d'application de la couronne, le point de la fosse iliaque externe qui correspond à la tumeur de la face interne, ce qui ne présente aucune difficulté. S'il est possible, on préfèrera la crête iliaque, dont la résection, ainsi que nous l'a fait remarquer notre excellent maître présente de grands avantages et doit être considérée comme le procédé de choix :

II. Envisageons maintenant l'hypothèse d'un abcès sous-aponévrotique proprement dit. Il est nécessaire de faire ici une distinction et de séparer très nettement les abcès qui ont de la tendance à gagner le pli de l'aine et ceux qui restent confinés pendant un temps assez long dans la fosse iliaque. Si l'impression que nous avons retirée de la lecture d'un certain nombre d'observations est exacte, il nous semble que les collections purulentes développées dans le psoas appartiennent surtout au premier groupe, tandis que les abcès nés dans la gaine du muscle iliaque font partie du second. On peut trouver la raison de cette différence dans la disposition des aponévroses de ces deux muscles, et spécialement de celle du muscle iliaque, qui au niveau de sa partie inférieure présente une certaine adhérence aux fibres musculaires elles-mêmes ; d'où il résulte que les abcès iliaques proprement dits gagnent plus difficilement la région crurale. C'est du reste là une question secondaire que nous ne faisons que soulever ici et qui appelle d'autres recherches.

Quoi qu'il en soit, nous ne conseillons pas d'intervenir dans la psoitis suppurée, parce que d'une part le pus gagne généralement le petit trochanter et que de l'autre il remonte souvent jusqu'aux insertions vertébrales de ce muscle. Ce sont là, ce nous semble, des contre-indications formelles à la trépanation. Si cependant l'on s'y décidait, il faudrait appliquer le trépan au point où le psoas et le muscle iliaque se rapprochent ; car le pus s'y trouve souvent accumulé. Ce point, nous en avons déterminé d'une façon précise la position par des expériences que l'on trouvera plus loin. Mais encore une fois nous ne conseillons pas de recourir à la trépanation et il faut s'adresser à d'autres moyens de traitement.

Au contraire, en présence d'un abcès du muscle iliaque, qui n'aurait aucune tendance à se porter vers le pli de l'aine, nous serions plus hardis, surtout si nous étions convaincus de l'impossibilité de l'ouvrir largement par la paroi abdominale, et nous conseillerons d'intervenir par la trépanation, en la pratiquant suivant les indications à l'un des deux points que nous venons de signaler.

III. Quant aux abcès sous-péritonéaux, il est également indispensable de les diviser en deux groupes bien distincts. En effet, il en est qui dès le début s'accolent à la paroi abdominale, font corps en quelque sorte avec elle et se portent tout naturellement vers la région inguinale, où ils s'ouvrent. Il est évident qu'ils doivent être traités par l'incision, le drainage, les lavages antiseptiques, etc., et qu'il est absolument inutile de recourir à la trépanation de l'os iliaque. Mais en est-il de même pour cette variété, qui ne contracte aucune adhérence à la paroi abdominale et qu'on est obligé de traiter par des ponctions palliatives, jusqu'à ce qu'on ait obtenu des adhérences par la méthode de Récamier. Le traitement de cette seconde catégorie est si difficile et si plein de dangers, que certains auteurs préfèrent les laisser s'ouvrir dans l'intestin ; ce qui, contrairement à l'opinion de Grisolle, est loin d'être une terminaison bien favorable. Aussi peut-on se demander si la trépanation ne serait pas un moyen plus sûr et en même temps plus efficace que ceux qui sont mis en usage. Nous n'avons malheureusement pas d'observation qui nous permette de trancher cette question ; mais la logique des faits nous engage à la poser, et peut-être l'expérience en donnera-t-elle un jour la solution. Quoi qu'il en soit, pour notre part, nous serons très portés à tenter l'opération de Boucher, parce que la production d'adhérences péritonéales est toujours lente à se faire sous l'influence des caustiques et que nous croyons posséder un moyen plus inoffensif dans la trépanation de l'os iliaque.

D'un autre côté, s'il s'est produit une fistule sterco-purulente, et qu'elle ne manifeste aucune tendance à la guérison spontanée, l'opération devra être pratiquée, à moins que la disposition et le siège de la fistule ne permettent d'employer un autre procédé opératoire. Il est bien évident que si l'orifice cutané du trajet se trouve à la région inguino-crurale ou à l'ombilic, il est impossible d'employer la voie iliaque, pour ouvrir largement le foyer ; ce n'est donc que lorsqu'on pourra espérer ce résultat, et particulièrement dans les fistules iléo-lombaires, qu'il faut songer à faire une brèche à l'os. Ces fistules sont, en somme, assez rares, puisque M. Blin, sur un total de 31 fistules pyo-stercorales, consécutives à des abcès iliaques, n'en rapporte que quatre exemples. Les indications de la trépanation dans ces cas sont donc assez limitées ; mais elles n'en existent pas moins et nous croyons en avoir donné la preuve dans l'observation n° 15.

IV. Quant aux abcès intra-péritonéaux qui ne sont à proprement parler que des péritonites partielles, nous n'en parlons que pour mémoire ; car ils doivent être traités par d'autres moyens que ceux que nous étudions. Il en est de même de certains abcès péricæcaux, qui s'en rapprochent par plus d'un point.

Nous avons supposé jusqu'à présent que les abcès de la fosse iliaque étaient limités aux différentes couches qui constituent la région ; mais ils sont loin de se présenter toujours avec simplicité que nous avons supposée et ils peuvent envahir à la fois toutes les parties constituantes de la fosse iliaque. Dans ce cas, il faudra se conduire d'après les circonstances, et se laisser guider par les indications du moment. Nous devons encore envisager une dernière éventualité, celle d'un abcès ouvert à la région inguinale, mais s'étendant à toute la fosse iliaque et donnant lieu à des accidents généraux graves, imputables à la rétention du pus. L'observation si instructive de M. Després, que nous avons rapportée dans la première partie de notre travail, nous paraît répondre à la question de l'intervention et nous croyons qu'on devrait pratiquer une contre ouverture au travers de l'os iliaque en y joignant le drainage de l'os lui-même, ainsi que l'a fait si hardiment le chirurgien de l'hôpital Cochin.

En résumant toute cette longue discussion sur les indications de la trépanation, dans le cas d'abcès iliaque, nous pouvons dire que ce procédé n'est pas applicable à toutes les collections purulentes nées dans cette région ; qu'il doit être employé d'une façon exclusive dans les abcès sous-périostiques ; que pour les autres variétés, il est indiqué, lorsque la tendance à s'ouvrir à la région inguinale n'est pas manifeste ou que le foyer est trop vaste pour pouvoir être lavé complètement à l'aide d'injections antiseptiques. Nous ajouterons que l'interventions doit être faite de bonne heure et que l'on peut ainsi espérer prévenir les accidents si communs qui assombrissent le tableau clinique de ces abcès.

Quant aux collections purulentes qui, nées dans le voisinage de la fosse iliaque, s'y étendent secondairement, la conduite à tenir nous paraît différente et l'abstention doit être la règle. Nous parlons ici non seulement des abcès par congestion, dont à tout prix on cherche d'habitude à prévenir l'ouverture, mais même des abcès phlegmoneux, notamment de ceux qui se développent dans l'atmosphère celluleuse du rein.

Comme ces premiers s'étendent bien au delà des limites de la fosse iliaque, que le plus souvent ils ont pour origine une lésion rénale, contre laquelle on est impuissant, il vaut mieux s'abstenir de trépaner l'os iliaque et s'en tenir au traitement habituel.

Dans un cas d'abcès périnéphrétique étendu à la fosse iliaque, que nous avons pu observer cette année, à l'hôpital de la Pitié, le professeur Verneuil a repoussé la trépanation de l'os iliaque et avec juste raison; car les symptômes indiquaient l'existence d'un calcul rénal, ce qui a été vérifié par l'autopsie.

Telles sont les conclusions, peut-être prématurées, que nous croyons pouvoir tirer des faits précédents ; si même elles ne sont pas vérifiées par l'expérience, et que la difficulté du diagnostic des abcès iliaques les rendent inapplicables dans la pratique (ce que nous ne croyons pas), nous serons néanmoins heureux d'avoir appelé l'attention sur cet intéressant point de thérapeutique chirurgicale.

CHAPITRE II.

MANUEL OPERATOIRE.

Nons n'avons pas l'intention d'étudier à propos de la trépanation de l'os] iliaque , ni l'appareil instrumental qui est nécessaire, ni le maniement du trépan, que l'on trouve décrit dans tous les traités de médecine opératoire, et qui ne présente ici rien de particulier. Une question plus intéressante se pose à nous, celle de rechercher le point où la couronne du trépan doit être appliquée, dans le cas d'abcès de la fosse iliaque; une fois ce point déterminé, nous pourrons aborder la description de l'opération elle-même.

S'il existe un trajet fistuleux au moment de l'intervention, l'hésitation n'est pas possible : c'est en ce point, ou dans son voisinage immédiat, qu'on doit attaquer l'os; en d'autres termes, il faut suivre la voie que la nature a tracée, comme dans le cas de lésions traumatiques, on parcourt le chemin que le projectile a ouvert. Ainsi, dans les observations 14, 15 et 16, on voit que le professeur Verneuil a trépané l'os iliaque au niveau des fistules, c'est-à-dire le corps de l'ilion dans la première, la crête iliaque dans les deux autres.

Mais, en supposant l'absence de trajet fistuleux, quel point choisira-t-on pour appliquer le trépan? Fera-t-on l'ouverture au hasard, ou bien est-il possible d'établir un ou plusieurs lieux d'élection? Il est évident tout d'abord que la conduite à tenir dépend absolument et de la variété d'abcès à laquelle on a affaire et surtout du siège qu'il occupe. S'il est très limité, c'est au point correspondant de la face externe de l'ilion que l'on doit s'attaquer.

Mais s'il est très étendu et surtout s'il a de la tendance à se porter vers les lombes, il est un lieu d'élection que le professéur Verneuil nous a indiqué et dont nous avons pu vérifier nous-même sur le cadavre tous les avantages, à savoir la partie postérieure de la crête iliaque. C'est en effet le point le plus favorable pour appliquer le trépan, puisque, étant donnée la position habituelle des malades, il constitue la partie la plus déclive de la fosse iliaque. L'os, à ce niveau, n'est recouvert que par des couches musculaires extrêmement minces et se trouve presque sous la peau. Aucun vaisseau important ne se trouve dans la région, à part les ramifications terminales de l'artère circonflexe iliaque, qu'on évitera de blesser en se servant exclusivement dans les parties profondes du doigt ou de la sonde cannelée. D'un autre côté, la friabilité particulière de la crête iliaque rend l'application du trépan extrêmement facile en ce point.

Si cependant on juge nécessaire d'attaquer le corps même de l'ilion, il est important, à notre avis, de choisir le point de la face externe de cet os, qui correspond à l'union du psoas et du muscle iliaque, car c'est là que souvent le pus se collecte et qu'on aura l'avantage de ne rencontrer que quelques fibres du muscle iliaque. Ce procédé, que nous décrirons plus loin, a certainement des avantages moins marqués que le précédent et de plus, il présente plus de difficultés, parce qu'on est obligé de traverser des couches musculaires extérieures fort épaisses et que l'os en ce point présente une dureté vraiment caractéristique. Il doit, en outre, prédisposer aux fusées purulentes dans les interstices des muscles fessiers.

Voici quelques expériences que nous avons cru devoi tentreprendre sur le cadavre, et qui montrent bien les avan ages ou les inconvénients de ces deux procédés.

1re Expérience. — Vieille femme. Incision sur la partie postérieure de la crête iliaque droite, partant en dedans à 3 travers de doigt de la ligne des apophyses épineuses et conduite parallèlement à ce bord sur une étendue de 10 centimètres. Cette incision intéresse la peau, le tissu cellulaire sous-cutané et arrive jusque sur l'os iliaque, que je dénude sur une surface de 2 à 3 centimètres carrés, correspondant au milieu de l'incision. En sectionnant les aponévroses et les muscles qui s'insérent sur la crète, on arrive dans le tissu cellulaire situé en arrière du gros intestin, organe que l'on peut reconnaitre assez facilement, mais que l'on ne peut mettre à nu que sur une faible étendue. La loge sous-péritonéale se trouve ainsi ouverte, mais la loge sous-aponévrotique reste close. J'applique alors deux couronnes de trépan sur la crête iliaque préalablement dénudée et j'enlève des rondelles osseuses en les détachant de leurs connexions avec l'aponévrose iliaque. La face postérieure du cæcum devient facilement accessible et les deux espaces précités communiquent largement avec l'extérieur au point le plus déclive de la région.

L'opération du reste s'est facilement exécutée et la section osseuse n'a rencontré aucune difficulté, l'os ne présentant aucune résistance à ce niveau. Le cadavre était couché sur le côte opposé, la jambe correspondante étant fléchie à angle droit sur le bassin.

2ᵐᵉ Exp. — Sur la même femme, je pratique du côte opposé la trépanation dans les conditions suivantes :

Sur le milieu d'une ligne partant de l'épine iliaque postéro-supérieure et aboutissant au sommet du grand trochanter, ligne qui mésure 22 centim. chez cette femme, je fais une incision de 10 à 12 centimètres, longeant le bord supérieur du muscle grand fessier. Comme dans l'opération précédente, la femme est couchée sur le côté opposé à celui où l'on opère. Le bord supérieur du grand fessier est découvert et écarté en bas par un aide. Une incision parallèle à ce bord sectionne les fibres des muscles profonds et arrive jusqu'à la face externe de l'ilion. Après l'avoir ruginé, j'applique une couronne de trépan, qui met beaucoup plus de temps à traverser l'os que dans l'opération précédente. Le tissu osseux en effet est très dur en ce point, ainsi que nous avons déjà pu l'observer dans une autre expérience faite à Clamart avec l'aide de M. Schwartz et dont nous n'avons pas gardé la relation. La perte de substance répond au point de jonction du muscle psoas et du muscle iliaque, à 5 ou 6 centimètres au-dessus de l'arcade crurale.

3me Exp. — Vieillard assez maigre. — Incision à 3 centimètres de la ligne des apophyses, faite le long de la crête iliaque sur une longueur de 7 à 8 centimètres. Incision de la peau et du tissu cellulaire. — J'arrive sur les muscles et les aponévroses, qui s'insèrent à la crête liaque et que j'incise, de façon à dégager cette crête avant de l'entamer. Avec le doigt il est facile de le contourner et de sentir sa face interne recouverte par le muscle iliaque et le fascia iliaca. Avec la rugine, je dénude la face externe de la crête sur une étendue de 3 centimètres carrés environ. Avant de faire la trépanation, il est facile de s'assurer que l'intestin ne peut être aperçu et exploré que sur une petite surface. Application de 2 couronnes de trépan, qui se fait facilement, le tissu osseux étant toujours friable en ce point. Déchirure avec la sonde cannelée du muscle iliaque. La surface postérieure du cæcum apparaît sur une grande étendue et avec le doigt il est facile d'en explorer la plus grande partie. L'ouverture qui vient d'être faite se trouve, étant donnée la portion couchée du sujet être le point le plus déclive.

4me Exp. — 2° sur le même sujet, je fais une incision suivant une ligne allant de l'épine iliaque postéro-supérieure à la partie antérieure du sommet du grand trochanter et sur le milieu de cette ligne. Incision de la peau et du tissu cellulaire sous-cutané. Je tombe sur le bord antérieur du grand fessier. J'incise ensuite les deux muscles fessiers sous-jacents et j'applique une couronne de trépan, ce qui est fort difficile, à cause de la dureté et de l'épaisseur du tissu osseux en ce point. L'orifice ne répond pas exactement à l'interstice du psoas et du muscle iliaque, mais se trouve un peu en avant, et on en trouve la raison dans ce fait que j'ai choisi pour ligne d'opération une ligne allant à la partie antérieure du grand trochanter. — Une remarque importante à faire, dans le cours de cette opération, c'est que l'on a une tendance à appliquer la couronne de trépan suivant une ligne oblique, ce qui augmente encore la difficulté de l'opération.

5me Exp. — Vieillard fort maigre. — Trépanation faite sur la crête iliaque droite au point et dans les conditions précédemment indiqués. Je constate les mêmes particularités qu'auparavant, notamment la friabilité du tissu osseux et la déclivité de l'orifice ainsi créé. En déchirant avec la sonde cannelée la partie terminale du muscle iliaque, on met à nu le cæcum sur une large étendue.

6me Exp.—Même sujet.—Opération répétée du côte gauche. J'obtiens les mêmes résultats et en particulier la face postérieure de l'S iliaque devient facilement accessible.

7me Exp. —Sur le même sujet encore je pratique une troisième trépanation sur le milieu d'une ligne allant de l'épine iliaque postéro-supérieure au sommet du grand trochanter. L'application de la couronne présente une grande difficulté en raison de la dureté considérable de l'os à ce niveau. L'orifice que je viens d'établir correspond exactement au point de jonction du muscle psoas avec le muscle iliaque.

8mo Exp. —Sujet puissamment musclé et infiltré. Trépanation au niveau de la partie postérieure de la crête iliaque. Avant que les rondelles osseuses n'aient été enlevées, il est impossible de voir l'intestin dans la profondeur : immédiatement après, il devient facile d'en explorer la partie postérieure.

9me Exp. —Même sujet. Trépanation pratiquée sur la face externe de l'ilion. Difficulté extrême pour appliquer la couronne, l'os étant à ce niveau exclusivement formé par du tissu compact. L'orifice correspond à l'interstice des muscles psoas et iliaque.

Voici maintenant la description des deux procédés que l'on peut employer :

1° Le premier, auquel on doit attacher le nom du professeur Verneuil, consiste dans la trépanation de la crête iliaque et doit se pratiquer autant que possible à la partie postérieure de cette crête. Il est d'une exécution très facile.

Le premier temps de l'opération consiste à mener une incision de 8 centimètres, parallèlement à la crête iliaque, et s'arrêtant en dedans à trois travers de doigt de la ligne des apophyses épineuses. Cette incision comprend la peau et le tissu cellulaire sous-cutané et arrive jusqu'à la crête de l'os.

Dans un second temps, on détache les muscles et aponévroses qui s'y insèrent, en respectant autant que possible le carré des lombes. On peut ainsi entourner avec le doigt la crête iliaque et pénétrer dans le tissu cellulaire sous-péritonéal de la fosse de même nom.

Dans un troisième temps, l'os est dénudé, et trépané en deux points voisins ; on fait ensuite sauter le point intermédiaire avec la gouge et le maillet, et on obtient une espèce d'échancrure, qui ouvre largement la fosse iliaque. Lorsqu'on détache les rondelles ou les parcelles osseuses, il faut avoir soin de les décoller avec le doigt du périoste et de l'aponévrose iliaque, de façon à éviter une hémorrhagie qui pourrait être assez difficile à arrêter. On déchire ensuite avec la sonde cannelée les rares fibres musculaires qui se trouvent en ce point, et on peut apercevoir alors dans une vaste étendue la fosse iliaque interne et notamment la face postérieure de l'intestin. Dans le cas, que nous avons eu sous les yeux, nous avons pu constater très nettement l'existence de la perforation intestinale et il nous a paru évident, qu'il eût été possible de l'oblitérer à un moment donné. Quant à une hernie de l'intestin, consécutive à cette opération, elle nous paraît peu à craindre, en raison des rapports de ce viscère avec le péritoine.

Inutile d'ajouter que, s'il existe un abcès, on l'ouvrira avec précaution et de préférence avec le doigt.

« Le second procédé, que l'on peut employer, consiste à faire sur le milieu d'une ligne allant de l'épine iliaque postéro-supérieure au sommet du grand trochater (le malade étant couché sur le côté opposé et la jambe fléchie) une incision de 8 à 10 centimètres intéressant d'abord la peau et le tissu cellulaire sous-cutané ; on reconnait ensuite le bord antérieur du grand fessier, que l'on fait rejeter en bas, après en avoir préalablement ouvert la gaîne. On déchire ensuite avec la sonde cannelée les fibres du moyen et du petit fessier, de façon à éviter la blessure

des branches de la fessière, et on arrive ainsi sur l'os que
que l'on dénude et que l'on trépane comme précédemment. Il importe seulement d'appliquer la couronne perpendiculairement à la surface osseuse, car l'on a, en raison de l'inclinaison naturelle de l'os, une tendance à
l'appliquer obliquement, ce qui impose de grands efforts,
en raison de la dureté excessive de l'os en ce point.

La fosse iliaque une fois ouverte, on peut constater, sur
le cadavre, que l'on se trouve dans l'interstice du psoas et
du muscle iliaque, ou, plus exactement, à la partie interne
des fibres de ce dernier muscle. Avec le doigt, on les déchire
facilement et on peut arriver jusqu'au péritoine, que l'on
soulève. Pendant ce temps de l'opération, on sent très bien
le nerf crural, mais en se servant exclusivement du doigt,
on ne court aucun risque de le blesser.

Mais, encore une fois, cette dernière opération présente
moins d'avantages que la précédente, et la résection de la
crête iliaque, telle que nous l'avons vu pratiquer par le professeur Verneuil, doit être considérée comme le procédé de
choix.

RÉSUMÉ GÉNÉRAL.

I. La trépanation de l'os iliaque constitue dans certains
cas une opération préliminaire, destinée à permettre soit
l'extraction des corps étrangers, soit l'ouverture des abcès
de la fosse iliaque interne.

II. Appliquée à l'extraction des corps étrangers de cette
région, elle n'est indiquée en général qu'à une période tar-
dive surtout lorsqu'une suppuration interminable menace
les jours du malade. — Primitivement l'abstention est de
règle, à moins d'indications toutes spéciales. — Faite
avec les précautions de la méthode antiseptique, elle n'offre
que peu de dangers. C'est au niveau ou dans le voisinage

immédiat de l'orifice d'entrée de la balle, qu'il convient d'appliquer le trépan ; et il est utile d'y joindre, si les circonstances s'y prêtent, le drainage de l'os iliaque.

III. Dans le cas d'abcès de la fosse iliaque interne, la trépanation trouve aussi son application. Elle convient particulièrement aux abcès sous-périostiques, et à certaines formes d'abcès sous-aponévrotiques, qui n'ont point de tendance à gagner la région inguino-crurale. — Peut-être trouverait-elle un emploi dans les abcès sous-péritonéaux qui ne contractent pas d'adhérences avec la paroi abdominale. — Elle doit être utilisée dans une variété rare de fistules sterco-purulentes, les fistules iléo-lombaires. — S'il existe déjà un trajet fistuleux antérieur, c'est à ce niveau ou dans son voisinage qu'il faut appliquer la couronne de trépan. En l'absence d'une fistule la résection de la crête iliaque préconisée par le professeur Verneuil constitue le procédé de choix ; s'il est nécessaire de s'attaquer au corps même de l'ilion, on emploiera de préférence le second procédé dont nous avons donné la description, en se guidant sur les points de repère que nous avons établis. — L'opération doit être pratiquée de bonne heure pour éviter les désordres multiples qui se produisent si souvent, lorsqu'on intervient trop tard.

APPENDICE.

Sarcome ostéoïde de l'os iliaque. Résection de la plus grande partie de l'ilion. Succès opératoire (Obs. communiquée par M. Eug. Boeckel, de Strasbourg).

Jules M..., agé de 33 ans, négociant à Haguenau, d'une constitution sèche, nerveux, habituellement bien portant, est pris, sans cause connue, de douleurs sciatiques pendant le printemps 1878. Malgré divers traitements, ces douleurs ne diminuent pas, et en juillet 1878 le malade vient me trouver, parce qu'il ne peut plus vaquer à ses occupations et qu'il ne marche qu'en boitant péniblement.

Ses douleurs augmentent et diminuent sans periodicité régulière, mais ne suivent pas exactement le trajet du nerf sciatique ; elles s'exaspèrent très notablement par la marche.

En examinant la région, je trouve sur la face externe de l'os iliaque droit, au-dessus du grand trochanter, un empâtement diffus de 4 à 5 cent. de diamètre, légèrement douloureux à la pression et ne présentant pas de fluctuation manifeste. Néanmoins je diagnostique une ostéite et je prévois la formation probable d'un abcès froid. Traitement iodé interne et externe. Repos.

Au mois de décembre, aucun abcès ne s'est encore formé ; le malade ne peut plus se lever, et son médecin habituel ne lui procure un peu de sommeil qu'avec de fortes injections de morphine.

Je suis appelé à Haguenau pour essayer de le soulager plus radicalement, moyennant une opération.

J'y procède le 3 décembre 1878, en fendant les parties molles suivant le grand axe de la tumeur, depuis la crête iliaque jusque vers le sommet du grand trochanter. Je trouve sur la face externe de l'os liaque un néoplasme du volume d'un petit œuf de poule, aplati, que j'enlève avec la rugine. Soupçonnant que l'os sous-jacent est déjà atteint du même mal, je commence à l'attaquer avec la gouge, mais il est si résistant, que je juge inutile de l'entamer profondément et que je me borne à le cautériser au fer rouge. La plaie est tamponnée avec de l'ouate salicylée et maintenue béante.

La tumeur examinée au microscope est un sarcome ostéoïde.

Au bout de quelques jours, le malade est soulagé, la plaie bourgeonne régulièrement, mais bientôt les douleurs reprennent de plus belle le long de la jambe.

Le 19 décembre, je suis rappelé auprès du malade, que je fais endormir au moyen du chloroforme, afin de pouvoir l'examiner plus complètement. La plaie déjà en partie cicatrisée est élargie avec le bistouri et laisse pénétrer le doigt sur la face externe de l'os iliaque, qui paraît saine. Cependant la crête de l'os est manifestement épaissie, et en cherchant bien on trouve un trajet qui passe au-dessous de l'épine antéro-supérieure et conduit dans une masse néoplasique située dans la fosse iliaque interne et limitée en dedans par une lame osseuse de nouvelle formation. Avec une cuiller tranchante j'évide ce foyer de mon mieux, mais il est évident qu'il faudrait une opération plus radicale pour avoir quelque chance de guérison définitive, et j'engage la famille à conduire le malade à Strasbourg.

Ce n'est qu'en février 1879 qu'on s'y décide et qu'on l'installe à la maison de santé de la Toussaint. En le revoyant, je suis effrayé des progrès rapides de la tumeur. Celle-ci a maintenant envahi les deux faces de l'ilion, qu'elle englobe complètement, depuis l'épine antéro-supérieure jusqu'aux deux tiers postérieurs de l'os. En bas, l'on peut tout juste insinuer un doigt entre la masse morbide et le grand trochanter ; en dedans elle forme une saillie arrondie, légèrement mamelonée, qui proémine dans la fosse iliaque interne ; mais elle paraît bien circonscrite et facile à séparer des parties voisines. Il n'y a aucune trace d'infection ganglionnaire. Par contre, le malade souffre de douleurs intenses dans le genou et le long du membre inférieur que le moindre mouvement exagère et qu'on ne calme qu'à force d'injections de morphine. Aussi ne mange-t-il plus et présente-t-il déjà une eschare profonde au sacrum, par suite du décubitus dorsal prolongé.

Pour ne pas laisser périr ce jeune père de famille, sans épuiser toutes les ressources de l'art, je me décide à enlever largement l'os malade par une dernière opération, qui est pratiquée le 4 février 1879, en présence et avec l'aide de MM. les docteurs Gass (de Haguenau), Jules Bœckel, Wolff et Buhlmannh. M. Kaltenthaler administre le chloroforme après injection de morphine préalable. L'opération est faite sous la vapeur phéniquée.

Deux incisions elliptiques, allant du grand trochanter à la crête iliaque, circonscrivent la plaie de l'ancienne opération, dont les bords sont indurés. Une autre incision fort longue suit la crête de l'os dans presque toute son étendue. Les deux lambeaux musculo-cutanés qui en résultent sont rapidement disséqués et quelques pinces hémostatiques compriment les rares vaisseaux qui donnent du sang. Avec la rugine et le doigt, je dégage ensuite la face interne de la tumeur du côté de l'abdomen et toute ma main gauche disparaît dans la fosse iliaque interne. J'avais compté diviser l'os avec une scie à guichet, mais je reconnais bien vite que je ne pourrais le faire avec sécurité. Je me sers donc d'une forte gouge bien tranchante, que je conduis le long des doigts de la main gauche jusque dans la fosse interne et par quelques coups de maillet je divise successivement l'os sur tout le pourtour de la tumeur. Le même procédé est mis en usage au niveau de la fosse iliaque externe, mais à ciel ouvert. Il n'y a de résistance un peu sérieuse qu'au niveau du grand trochanter. Bientôt l'énorme fragment d'os se détache avec la tumeur, qui l'englobe, mais on s'aperçoit que le fond de la cavité cotyloïde a été enlevé en même temps et que la tête du fémur avec son cartilage bleuâtre est à nu dans l'étendue d'une pièce de deux francs. On y distingue l'insertion du ligament rond. La crête iliaque a été divisée à 3 ou 4 centim. en avant de l'épine iliaque postérieure.

Six à huit ligatures sont à peine nécessaires dans cette grand plaie. Les viscères de l'abdomen sont suffisamment contenus par le muscle iliaque et les aponévroses et ne font pas de saillie inquiétante. On s'empresse d'ailleurs de recoudre l'incision horizontale avec des épingles entremêlées de sutures métalliques. L'incision verticale est maintenue béante par de gros tubes de caoutchouc. Les plaies sont ensuite recouvertes de silk et de mousseline phéniquée, renforcée par de l'ouate salicylée. Le tout est maintenu par un bandage de corps. Le malade est installé sur un matelas à eau, sur lequel sont couchées des sangles. En fixant ces dernières à un cadre en bois, qui est en rapport avec des mouffles fixées au plafond, on peut soulever le malade sans aucune secousse, le maintenir en l'air pour les pansements et le déposer de nouveau doucement sur son matelas à eau.

C'est grâce à ces précautions que les eschares au sacrum ont guéri, malgré l'amaigrissemeut du malade et son décubitus prolongé.

Les suites de l'opération furent régulières, à part un mouvement de fièvre pendant une huitaine de jours.

Voici d'ailleurs les températures des premiers jours.

	Matin.	Soir.
3 février	37.8	38
4 —	37,7	36,5
5 —	36,2	38,2
6 —	37,6	38
7 —	37,8	38,8
8 —	38	39
9 —	39,6	39,2
10 —	39,8	40
11 —	38	39
12 —	38,4	39
13 —	38	39
14 —	39	39,2
15 —	38	38,6
16 —	37,5	38,9
17 —	37,8	38
18 —	37,2	38

Les parties suturées se réunirent bien, à l'exception de l'extrémité postérieure de l'incision horizontale.

La plaie verticale suppura d'abord abondamment, sans cependant nécessiter plus d'un pansement par jour ; puis elle se remplit petit à petit de bourgeons, qui firent disparaître la tête du fémur. Au début, le malade se plaignait de douleurs pendant les mouvements, comme on devait s'y attendre après un traumatisme pareil ; par contre les anciennes douleurs sympathiques du genou avaient disparu. — Dès le commencement de mars, elles se firent de nouveau sentir, et en examinant le fond de la plaie, on vit au milieu des bourgeons rosés normaux un champignon blanchâtre, très ferme, appliqué sur la surface de section de l'os. Enlevé avec la cuiller tranchante, on y constata déjà une récidive du sarcome.

Le 29 mars, toute la plaie est fermée à l'exception d'une petite fistule au-dessus du grand trochanter, qui fournit quelques gouttes de pus ; mais les douleurs dans le membre sont incessantes et très vives.

En mai, trois fistules se sont rouvertes et suppurent tous les jours davantage. Il en sort des champignons sarcomateux, présentant déjà des aiguiles osseuses au centre. Sous la peau de toute la région, on sent des masses dures et marronnés, qui remontent jusqu'aux fausses côtes, gagnent le pli inguinal et le haut de la cuisse. Le malade n'est soulagé que par la morphine, dont il faut lui injecter des seringues pleines 6 à 8 fois par jours.

Cette observation ne permet pas de juger jusqu'à quel point les fonctions du membre inférieur eussent été conservées après cette opération ; mais elle prouve en tous cas que l'ablation de la plus grande partie de l'ilion est très bien supportée et quelle ne donne pas lieu à des troubles du côté des organes pelviens.

TABLE DES MATIÈRES

Paris. — A. PARENT, imprimeur de la Faculté de Médecine, rue M.-le-Prince, 29-31.

www.ingramcontent.com/pod-product-compliance
Ingram Content Group UK Ltd.
Pitfield, Milton Keynes, MK11 3LW, UK
UKHW020039100726
13658UKWH00003B/1417